Astrologie und Medizin

G. W. Surya/Sindbad

Astrologie und Medizin

Sechste
verbesserte und durchgesehene
Auflage

Rohm Verlag 7120 Bietigheim

ISBN 3 87683 136 9

Gesamtherstellung: H. Mühlberger, Augsburg

Inhalt

Notwendiges Vorwort des Bearbeiters der 6. Auflage . . 7
Aus dem Vorwort von G. W. Surya zur 4. Auflage 13
Die hermetische Medizin
Geschichtlicher Rück- und Ausblick (Sindbad) 21
Nachgedanken des Herausgebers G. W. Surya 34
Grundbegriffe der Astrologie 37
Schwierigkeiten und Reichweite der Nativitätsbeurteilung 51
Die Zodiakalzeichen, ihre anatomischen und
pathologischen Entsprechungen
Die planetarischen Prinzipien und Kräfte 56
Krankheitserregende Einflüsse der zwölf Tierkreiszeichen 67
Krankheitsbezug der Sonne
Krankheitsbezug der Venus
Krankheitsbezug des Merkur
Krankheitsbezug des Mondes
Krankheitsbezug des Saturn
Krankheitsbezug des Jupiter
Krankheitsbezug des Mars
Krankheitsbezug des Uranus und des Neptun
Die drei Lebenszentren und einige daraus abgeleitete
diagnostische Ergebnisse einfachster Art 80
Der Hyleg 82
Wie lange reicht die Lebenskraft
und welches könnte die Todesart sein? 83
Alte Überlieferungen über das Einnehmen von Medizin,
den Krankheitsverlauf und Operationen unter den
Konstellationen des Mondes 84
Therapie und Astrologie 94
Astrologie und Hygiene 98
Beispiele zur Astrodiagnose und Prognose 98
Schlußbetrachtungen (G. W. Surya) 125

Notwendiges Vorwort des Bearbeiters der 6. Auflage

In diesen Jahren erfährt Astrologie eine beträchtliche Wiederbelebung. Die Menschen sind innerlich unzufriedener geworden. Sie erkennen, daß man wohl ein gewisses materielles Existenzminimum braucht und daß es sich mit einigem Mehr an zivilisatorischen Gütern angenehmer leben läßt. Aber der Preis dafür ist die zunehmende Isolierung des einzelnen, wobei gleichzeitig die »Vermassung« zunimmt. Für so manchen scheint ein Ausweg in der Hinwendung zu »letzten Fragen« zu sein, was nicht heißt, daß die einzelnen Konfessionen als organisierte Gruppen Gläubiger dadurch einen stärkeren Zulauf erhielten. Die Gründe dafür können hier nicht analysiert werden. Man wird sie wahrscheinlich im Versagen der Amtskirchen bei der Lösung der Gegenwartsprobleme der Menschen ebenso zu suchen haben, wie in einem Mangel an Überzeugungskraft ihrer Lehren. Sie stehen damit nicht besser da als ihr Widerpart, die materialistischen Wissenschaften. Deren Ausgangsposition, das mechanistische Weltbild, ist erschüttert, seit den großen Entdeckungen im atomaren Bereich, die das Fundament der Physik betrafen.

So erhoffen viele ihr Heil von einem Studium der Probleme der Grenzwissenschaften. Der Suchende beschreitet damit die Wege, auf denen seit dem Anbeginn der Menschheitsgeschichte die wahrhaft großen Geister wandelten.* Paracelsus war einer von ihnen. G. W. Surya hat in seinem Buch »Paracelsus – richtig gesehen!«** aufgedeckt, worin die Überzeugungen dieses großen Arztes, Astrologen und Philosophen bestanden haben, der als Alchimist zum Begründer moderner Chemotherapie wurde, der aber dennoch von den wenigsten seiner Zeitgenossen und

* Vgl.: A. v. Prónay, »Sterne in uns – Überlegungen zur Astrologie«, Rohm-Verlag, Bietigheim 1975

** G. W. Surya, »Paracelsus – richtig gesehen!«, Rohm-Verlag, Bietigheim 1980 bis auf unsere Tage schon gar nicht von seinen Nachfahren begriffen wurde. Wer Astrologie besser verstehen will, als es in der Vergangenheit möglich war, der muß bei Paracelsus beginnen, vor allem aber jener, der Zusammenhänge zwischen Astrologie und Medizin aufdecken möchte. Die Anerkennung von Telepathie, Hellsehen und verwandter Phänomene durch viele Wissenschaftler hat es möglich gemacht, daß man heute in der Öffentlichkeit unvoreingenommener und ungezwungener darüber diskutieren kann als vor fünfzig Jahren. Was heute als Parapsychologie wissenschaftlicher Untersuchungen für würdig befunden wurde, war früher als »Okkultismus« weithin verpönt. G. W. Surya kann als einer der mutigsten und beschlagensten Vorkämpfer für die Aufdeckung der Zusammenhänge gelten.

Dieser Vorkämpfer einer okkulten Erfahrungslehre wurde als Demeter Georgievitz-Weitzer am 23. 8. 1873 in Baden (Österreich) als Sohn eines Kaufmanns geboren, aber von seinem Onkel, einem Großindustriellen nach dem Tode des Vaters aufgezogen. Er wurde Ingenieur und nahm als Offizier am Ersten Weltkrieg teil. Seine empfindsame und sensitive Veranlagung ließ ihn die Not der Zeit und der Menschheit zutiefst spüren. Vorträge in ganz Europa und zahlreiche Bücher brachten die Menschen damals zum Aufhorchen. Der Autor schrieb sie unter dem Pseudonym »Surya«, was soviel wie Sonne heißt, um zu dokumentieren, woher das Licht komme. Surya ging davon aus, daß nur in einem gesunden Körper eine gesunde Seele wohnen könne. So begann er sich mit Heilpraxis zu beschäftigen. In einem Verlagsprospekt aus der damaligen Zeit heißt es: »An Hand der Hellsichten hatte er festgestellt, daß der Mensch einen zweiten feinstofflichen Körper neben dem uns sichtbaren besitzt. Dieser zweite Leib gleicht dem ersten völlig. Es ist jedoch nicht der Funke, der uns zu Kindern Gottes macht, sondern nur der Schutzumschlag für denselben. Hiermit beweist Surya, daß der Mensch ein Mikrokosmos ist – eine Welt im Kleinen.«

Ganz im paracelsischen Geist erkannte Surya, daß der Mensch »in drei gesetzt ist«, aus Körper, Seele und Geist besteht. Zu diesen Einheiten sagt Surya: »Die greifbarste ist der Leib, die zweite immer noch substanzierte: die Seele und die dritte ist der Geist – das Unsterbliche, das Unfaßbare.«

Den animalischen Leib sieht jeder, die astrale Hülle, die Seele jedoch nur derjenige, der das »zweite Gesicht« hat. Die Gleichheit von Seele und Leib bewies ihm ihre enge Verbindung, ihren gemeinsamen Werdegang und Aufbau. Surya überlegte sich, daß infolgedessen sicherlich viele Ursachen der Krankheiten im Seelischen auffindbar wären. So kam er dazu, »okkulte«, das heißt zur Zeit noch nicht sichtbare oder greifbare Gesetze zu erforschen, um körperliche Schädigung auf geistiger Basis erkennen und heilen zu können. Dies ist der eigentliche, tiefere Sinn seines Buches »Okkulte Diagnostik und Prognostik«. Surya bediente sich der Augendiagnose, des Studiums der Hände, des Gesichtsausdrucks, der Körperbeschaffenheit, aber auch des siderischen Pendels, der Wünschelrute, der Hellsicht. Die Ergebnisse modernster parapsychologischer Forschungen bezeugen, daß Surya auf dem rechten Weg war.

Es konnte nicht ausbleiben, daß Surya, der sich schon lange mit Astrologie befaßt hatte, entdeckte, in welchem großen Maße es möglich ist, durch mathematisches Vorgehen die Körperbeschaffenheit eines Menschen zu erschließen. So entstand der Plan, die Beziehungen zwischen Menschenkörper und Planeten in einem Buch darzustellen. Surya gewann den österreichischen Fregattenkapitän a. D. F. Schwickert, der sich unter dem Namen Sindbad bereits astrologischen Ruhm erworben hatte, »Astrologie und Medizin« zu schreiben. (Schwickert starb im Jahr 1930 im Alter von 75 Jahren, und zwar am 15. Oktober, den er seinen Freunden als seinen Todestag bezeichnet hatte.)

»Astrologie und Medizin« erschien 1921, ein Jahr vor Suryas Paracelsusbuch.

Wer sich an die Lektüre von »Astrologie und Medizin« begibt, sollte bedenken, daß er eine Quellenschrift vorfindet. Für Surya war ausgemacht, daß die astrologischen Gestirne »Wirkungen« verursachen, daß sie »Erreger« z. B. von Krankheiten sind. Der Leser von heute sollte sich nicht an diesen Ausdrükken stoßen. Man interpretiere sie, mag man Suryas Ansicht nicht teilen, wie es heute üblicher ist. Ähnlich ist es, wenn Surya/Sindbad die Tierkreiszeichen mit Bestimmtheit als Felder elektrischer Spannung darstellen. Auch das ist eine Sache der persönlichen Überzeugung der Autoren, geboren aus den Kenntnissen ihrer Epoche. Wer will, mag sie als »vorgeformte Zonen« ansehen. Am Wahrheitsgehalt der Darstellung ändert sich dadurch nichts, weil es ja vor allem um die Schlußfolgerungen geht. In der astrologischen Literatur hat es sich einfach als praktisch erwiesen, immer wieder an Bewährtem anzuknüpfen. Das gilt auch für die Verwendung von Fachausdrücken. Da machen die »bösen Planeten« keine Ausnahme. Wir denken heute differenzierter. Aber diese kurze Aussage legt präzise für jedermann dar, was man sonst recht mühsam umschreiben müßte. Was die überlieferten Mondregeln angeht, die man bei Einnehmen von Medizin, bei Operationen etc. beachten soll, versuche man auch hier einen tieferen Sinn zu sehen, wie er volkstümlichen Überlieferungen innewohnt. Es ist allerdings die persönliche Auffassung des Bearbeiters, daß man diese Regeln nicht unbesehen übernehmen sollte. In einem Werk, das aber auch einen geschichtlichen Abriß über die Beziehungen zwischen Astrologie und Medizin bietet, dürfen solche in der Tradition wurzelnde Regeln nicht fehlen. Was schließlich die Todesprognosen anbelangt, ist man heute allgemein von ihnen abgekommen, sie astrologisch zu stellen. Dies hat mehrere, zum Teil recht naheliegende Gründe. Da aber Todesprognosen in der Geschichte der Astrologie immer wieder eine Rolle gespielt haben, soll dem Leser nicht vorenthalten werden, aus welchen horoskopischen Ansätzen sie gewonnen wurden. Wenn Surya und Sindbad sich hinsichtlich der Bewertung von Neptun und Uranus noch nicht ganz sicher zu sein glaubten, wird heutzutage schon Pluto bei der Ausdeutung eines Horoskops beachtet.

Mehr als ein halbes Jahrhundert sind seit der ersten Drucklegung von »Astrologie und Medizin« vergangen. Vieles hat sich seither, auch in der Astrologie geändert. Was damals in mühsamer Kleinarbeit zusammengetragen und gegen den Widerstand der offiziellen Lehrmeinung gedruckt wurde, erscheint heute nicht mehr in allem gleichermaßen bedeutsam. Manches wurde damals im Lichte des herrschenden Meinungsstreites auch zu kraß formuliert. Für einige Fakten haben die vergangenen Jahrzehnte neue Kriterien der Bewertung gebracht, so daß es nicht geraten schien, alles in einer Neuauflage unkritisch zu übernehmen. Der Bearbeiter stand vor der schwierigen Aufgabe, das Bewährte getreu zu überliefern, vor allem, was die Sachzusammenhänge zwischen Astrologie und Medizin angeht. Denn für viele Leser ist gerade deshalb das vorliegende Buch das begehrte Nachschlagewerk zur Aufhellung horoskopischer Details geworden; der Hauptgrund für die Neuauflage.

Andererseits war dieses Buch nur ein Teilband aus dem Gesamtwerk Suryas »Okkulte Medizin«. Ihm kam es damals vor allem auf eine Einordnung des Themas in das Wissen vom Menschen an, den er göttlichen Ursprungs und im Sinne des Paracelsus als das Abbild einer von Gott gesetzten Einheit sieht.

So hat der Bearbeiter versucht, den Ideengehalt des Buches unverändert zu bewahren. Weggelassen wurden indessen zahlreiche Hinweise der Autoren auf eine heute nicht mehr greifbare Literatur sowie auf Zeitbezüglichkeiten, die heute unverständlich geworden sind. Damit sollte das Buch den Wünschen

und Erfordernissen der heutigen Leserschaft angepaßt und vor allem leichter lesbar werden.
Verlag und Bearbeiter sind der Überzeugung, daß auch die sechste Auflage von »Astrologie und Medizin« ihren Weg gehen wird und von vielen astrologisch Interessierten mit Gewinn gelesen und bedacht werden wird.

ALEXANDER VON PRÓNAY

Aus dem Vorwort von G. W. Surya zur vierten Auflage

Im Jahre 1931 eröffneten Neubau der Universität Tübingen stehen zwei Brunnen, geschaffen vom Bildhauer von Graevenitz. Einer davon trägt die ermunternde Aufschrift: »Hol aus den Quellen des Wissens Kraft zu edlem Geistesflug.« Der andere weist auf höhere Dinge hin, indem er verkündet: »Erkenne, daß Wissen Trug ist vor der Sterne ewigem Licht.«
Da Licht, physikalisch aufgefaßt, weder Wissen noch Erkenntnis, noch Weisheit an sich geben kann, ist mithin das »ewige Licht der Sterne« das Symbol einer höheren Erkenntnis, eines Wissens von ewigen Dingen und Gesetzen und, in noch höherem Sinne, die Ewige Weisheit selbst. Vor solch höheren Erkenntnisstufen muß das Licht irdischen Wissens verblassen.
Heute verschließt man sich nicht mehr so ganz dem Gedanken, »daß es doch mehr Dinge zwischen Himmel und Erde gibt, von denen sich unsere Schulweisheit nichts träumen läßt«. Der Mensch kommt allmählich zur Einsicht, daß alles materielle Wissen nur einen relativen Wert und eine relative Lebensdauer hat. So darf man es heute wagen, über Dinge zu sprechen, von denen sich unsere Schulweisheit bisher nichts träumen ließ, obgleich diese Dinge seit Anbeginn der Welt existierten und gesetzmäßig wirkten. In solchem Wirken erkannten die tieferen Denker aller Zeiten, Zonen und Völker den Abglanz einer ewigen Weisheit.
Von einem höheren Wissen und Erkennen, einer vertieften Naturerkenntnis und einer Philosophie, die sich bemüht, allumfassend zu sein, zugleich aber Weltall und Mensch vom höheren Standpunkt eines geistigen Monismus zu erfassen sucht, soll hier die Rede sein: von der uralten erhabenen Wissenschaft der Astrologie und deren Beziehungen zur wahren Heilkunst.
Um es vorweg zu sagen: Man kann heute um vieles leichter über diese Dinge sprechen als noch vor Jahren, nachdem sich

inzwischen die Zeiten zugunsten der Astrologie und der hermetischen oder okkulten Medizin verändert haben. Auch in Deutschland hat sich die Astrologie durchgesetzt und ausgebreitet.

Es läßt sich heute schon auch für den Wissenschaftler durchaus überzeugend nachweisen, daß sowohl der Ablauf des Schicksals eines einzelnen als auch dasjenige eines ganzen Volkes und ebenso der gesamten Menschheit gesetzmäßig verläuft, daß der Mensch als Mikrokosmos mit dem Makrokosmos oder dem Weltall weitaus inniger verknüpft ist, als bisher geahnt wurde.

Vor Jahrzehnten trat der Moskauer Arzt Prof. A. Tschijewsky mit den Resultaten seiner langjährigen Forschungen bezüglich kosmischer Einflüsse auf den neuropsychischen Apparat von Menschen und Tieren an die Öffentlichkeit. Dieser Gelehrte erkannte, daß die Sonnentätigkeit einen gewaltigen Einfluß auf unser leibliches Wohl und Wehe sowie auf unsere Handlungen hat.

Bei der Erforschung der Sterblichkeit fand Tschijewsky ein auffälliges Ansteigen während besonders starker Sonnentätigkeit. Diese Abhängigkeit wurde auch von den Doktoren Sardou und Kindlimann (Schweiz) nachgewiesen.

Aber Tschijewsky hat auch gezeigt, daß die gesteigerte Sonnentätigkeit Volksbewegungen (Kriege und Revolutionen) ebenso beherrscht wie Epidemien – Pest, Cholera, Grippe, Typhus.

Endlich ist man noch auf einem weiteren Wege zu gleichen Feststellungen gekommen. Wer kennt nicht das Gesetz der Serie oder der Multiplizität der Fälle? Ein altes Sprichwort sagt schon: »Ein Unglück kommt selten allein.« Darüber schrieb Dr. med. J. Löbel wie folgt: »Sooft ein schwerverletztes Opfer eines Unfalles ins Krankenhaus gebracht wird, folgt bald darauf die Einlieferung eines zweiten, der gleichfalls durch irgendein zufälliges Unglück zu Schaden gekommen ist. Hat sich zu Beginn der Sprechstunde ein Patient mit Vergiftungserscheinungen gemeldet, so ist tausend gegen eins zu wetten, daß im Laufe derselben Stunde sich noch andere Leute mit denselben Erscheinungen melden werden, und wenn an jemand eine seltsame Operation gemacht werden muß, so dauert es nicht lange, bis sich noch an anderen der gleiche, sonst oft jahrelang nicht vorgenommene Eingriff als nötig erweist.«

Das weiß jeder Arzt, aber nicht jeder zerbricht sich den Kopf darüber, wie es der Chef des St. Antoine-Krankenhauses in Paris, Prof. FAURE, tat. Warum, so fragte er sich, pflegen Epidemien an voneinander weit entfernten Orten gleichzeitig aufzutreten, auch wenn eine Verschleppung der Infektion von einem Ort zum andern ausgeschlossen ist? Woher kommt es, daß Insassen von Spitälern fast immer zu gleichen Zeiten von aufflakkernden Krisen ihrer chronischen Zustände heimgesucht werden, von Ausbrüchen ihres Rheumatismus oder ihrer Herzstörungen? Genügt es, dem Wetter die Schuld zu geben, dem Temperaturwechsel oder den plötzlichen Änderungen der Luftdruckverhältnisse? Der Professor stand vor einem Rätsel, bis ein Zufall ihn auf eine Spur brachte.

In Nizza setzten eines Tages in der automatischen Telefonzentrale alle Apparate aus. Die Störung, für die durchaus kein Grund zu finden war, hielt einige Stunden an und war mit einem Male von selbst ebenso wieder verschwunden, wie sie gekommen war. An diesem Tag gab es im Krankenhaus eine geradezu überraschende Anzahl von Todesfällen. Einige Monate später wiederholte sich die gleiche Funktionsstörung des Telefonautomaten, und wieder starben an diesem Tag fünfmal soviel Kranke als an anderen Tagen. Konnte das ein Zufall sein? Faure wandte sich an einen Meteorologen. Dieser erblickte die Ursache der Störung in plötzlichen Veränderungen des magnetischen Feldes der Erde und meinte, daß die Telefon- und Telegrafenapparate unter der Einwirkung der in unserer Atmosphäre dahinbrausenden elektromagnetischen Stürme in Unordnung geraten seien. An diesen Stürmen aber trügen die Sonnenflecken schuld, die an diesem kritischen Tag in besonders großer Zahl beobachtet worden seien.

»Von diesem Zeitpunkt an faßten wir den Entschluß, genau zu untersuchen, ob zwischen stärkerer Sonnenfleckentätigkeit und der plötzlichen Verschlimmerung im Zustande unserer Patienten ein Zusammenhang wahrzunehmen sei. Im Jahre 1921 notierte ich in Paris das ganze Jahr hindurch in meinem Tagebuch die tödlich verlaufenen Unfälle, deren Opfer in unserem Krankenhaus eingebracht wurden, und die Fälle von plötzlicher Verschlimmerung im Zustande vieler Pfleglinge des Spitals. Mein Kollege SARDOU tat desgleichen in Nizza, während der Astronom und Meteorologe VALLOT vom Montblanc-Observatorium aus genaue Aufzeichnungen über die Fleckentätigkeit der Sonne führte. Am Ende des Jahres verglichen wir unsere Aufzeichnungen.«

Es ergab sich, daß unter 25 vom Meteorologen beobachteten Sonnenfleckenerscheinungen 21 von gehäuften Todesfällen und auffälligen Krankheitssymptomen begleitet waren. Namentlich im Jahre 1926, in dem die Fleckentätigkeit der Sonne einen besonderen Gipfelpunkt erreichte, zeigte sich das Zusammentreffen besonders deutlich: In den beiden Spitälern von Paris und Nizza kam es zu geradezu erstaunlichen Massenausbrüchen der Krankheiten.

Schon wenn man diesen Ausführungen über Zusammenhang der Sonnentätigkeit mit Epidemien und Einzelerkrankungen usw. aufmerksam gefolgt ist, findet man es nicht mehr unglaubhaft, wenn PARACELSUS in seiner »Philosophia Sagax« schreibt, daß mehr als die Hälfte der Krankheiten vom Gestirn verursacht werden.

Um diese Aussage zu erhärten, wollen wir ein modernes Forschungsfeld heranziehen, nämlich die Wirkungen der Erd- und

Bodenstrahlen auf den menschlichen Organismus und deren Verhältnis und Wechselspiel zu den kosmischen Strahlen. Seit Entdeckung der radioaktiven Substanzen um 1900 und ganz besonders der um sechzig Jahre früher erfolgten Entdeckung der Odstrahlen durch FREIHERRN VON REICHENBACH wissen wir, daß wir tatsächlich in einem Strahlenmeer leben, daß Strahlung die Begleiterscheinung aller Formen des Lebens ist, vom Atomzerfall angefangen bis zum strahlenden Menschen und zu den strahlenden Gestirnen. Von den unendlich vielen Strahlenarten, die auf uns einwirken, sind sicherlich zwei Gruppen die bedeutsamsten, einmal jene, die uns von den Gestirnen und vom Weltraum als solchem zukommen, und zweitens jene, die wir von der Erde empfangen. Wir leben sozusagen in einem kosmischen Kraftfeld. Die Erde mit ihren Ausstrahlungen und Emanationen bildet den einen Pol, die Gestirne, besonders Sonne und Mond mit ihren Strahlungen und Emanationen bilden den andern Pol.

Es ist wohl nicht schwer zu verstehen, daß bei Änderung dieses kosmischen Kraftfeldes – sagen wir, daß einmal die Erdstrahlen irgendwo und irgendwie überwiegen, ein andermal dies bei den Gestirnstrahlen der Fall ist – unser Organismus sozusagen aus dem bisherigen biologisch-physiologischen Gleichgewicht gebracht wird. Solche Störungen wirken sich dann als Krankheiten aus, denn Krankheit ist nichts anderes als gestörte Harmonie des Ablaufes der allgemeinen Lebensvorgänge oder Betriebsstörung innerhalb bestimmter Organe.

Der erste, der schon vor vielen Jahrzehnten diese Gedanken aufgrund seiner eigenen Beobachtungen, seiner Hellfühligkeit, Studien und Forschungen in ein geordnetes System brachte, war der Apotheker ALEXANDER MÜLLER in Bad Kreuznach.

Nach Alexander Müller sendet uns die Erde vorwiegend radioaktive Strahlen und Emanationen zu, die Gestirne und der Weltraum aber Strahlen, die Alexander Müller als elektrische

Strahlen empfunden hat, die im scharfen Gegensatz zu den erstgenannten Strahlen stehen. Wenn die elektrische Strahlung vorherrscht, so erzeugt sie in unserem Organismus das gehobene Gefühl guter Leistungsfähigkeit und Frische, die Blutgefäße sind prall gespannt, Blut und Säfte können normal strömen. Nimmt aber die radioaktive Strahlung so zu, daß sie das Übergewicht bekommt, dann leiden wir unter dem Gefühl der Unlust und Erschlaffung im allgemeinen, und es wird dadurch auch eine Erschlaffung und Verengung der Blutgefäße usw. herbeigeführt, wodurch wieder allerlei sich verhängnisvoll auswirkende Störungen im Kreislauf der Säfte und Kräfte des Körpers eintreten können. Dadurch hat A. Müller die Krankheiten gemäß ihrer Entstehungsursache (äußerliche Verletzungen durch Unfälle, Vergiftungen natürlich ausgenommen) in *positive* und *negative* Krankheiten eingeteilt (»Kosmische und irdische Strahlen als Erreger der Krankheiten«).

Seit Jahrzehnten ergeben die Forschungen und Feststellungen der Wünschelrutengänger, daß Erdstrahlungen besonders dort stark auftreten, wo unterirdisch eine Wasserader läuft oder besondere Erz- oder Minerallager, Petroleum usw. vorhanden sind. Die Rutengänger konnten nachweisen, daß diese Strahlungen die Gesundheit des Menschen sehr schädigen können, wenn er sich ihnen längere Zeit aussetzt, was wohl am leichtesten dann eintritt, wenn ein Mensch an solch gefährdeter Stelle schläft oder arbeitet. Nach den Forschungen der Rutengänger zeigte es sich, daß durch derlei Bodenstrahlen nicht nur Schlaflosigkeit, sondern auch Gicht, Rheuma, Ischias, Nervenleiden, Lähmungen, aber auch Diabetes und besonders auffallend Krebs hervorgerufen werden kann.

Über die Natur dieser Strahlungen gehen die Ansichten noch auseinander. Es kommen da zweifellos radioaktive Strahlungen, aus dem Erdinnern oder bestimmten Schichten stammend, in Betracht, die durch Wasseradern emporgerissen werden. Es

können aber auch reflektierte Strahlungen der Gestirne und des Weltraumes sein, die durch bestimmte Bodenschichten zurückgeworfen werden.
Diese Entdeckung wurde auch von dem französischen Physiker GEORGES LAKHOVSKY gemacht, der ein epochales Werk: ›Das Geheimnis des Lebens, kosmische Wellen und vitale Schwingungen‹ schrieb. Wichtig für uns ist, daß Lakhovsky den Gestirnstrahlungen und Konstellationen einen hohen Einfluß auf die Bildung lebender Zellen zuschreibt, und daß es gar nicht so absurd sei zu sagen, eine Zelle sei »unter gutem Stern geboren«. Wenn es also Zellen gibt, die »unter einem guten Stern geboren« wurden, so muß diese Einwirkung auch für höhere Organismen, bis zum Menschen hinauf, gelten. Biologische Versuche mit Bakterien zeigten deutlich, welch großen Einfluß die Mondphasen auf die Entwicklung von Mikroben haben, so daß ein und derselbe Versuch im zunehmenden Mond ganz anders ausfällt als im abnehmenden Mond. Ähnliche Feststellungen machte auch Dr. KOLISKO (»Sternenwirken in Erdenstoffen«). Selbst Metalle sind dem Gestirneinfluß unterworfen, was sich dadurch zeigt, daß das chemisch-biologische Verhalten der Metalle von den Gestirnkonstellationen abhängig ist. Eine Tatsache, die schon den Alchimisten früherer Jahrhunderte bekannt war.
Damit ist in Umrissen gezeigt, daß neuere Forschungen und Entdeckungen unabhängig voneinander die mächtige Wirkung des Gestirneinflusses und der Gestirnkonstellationen, vom Atom bis zum Menschen, zwingend nachgewiesen haben, mithin die uralte Wissenschaft der Astrologie eine wunderbare Bestätigung erhalten hat.
Ich habe versucht, den Nachweis zu erbringen, daß wir in einem kosmischen Kraftfeld leben und daher auch kosmische Medizin treiben müssen. Wir folgen darin nur den Spuren des PARACELSUS, der selbst kosmische Medizin im höchsten Maße

lehrte und betrieb. Daß die kosmische Medizin Strahlenforschung, im weitesten Sinne des Wortes, ebenso beherrschen soll wie Astrologie, wird klargeworden sein.

Warum wollen wir die Kraftströme, die hinter der Gestirnwelt stehen, nicht auch in dieser Richtung als Forschungsgebiet einschalten und verwerten? Chemiker und Ärzte forschen unermüdlich, experimentieren unentwegt, um immer neue Heilmittel zu erhalten. Versuche aller Art zur Bekämpfung und Verhütung von Krankheiten werden laufend durchgeführt. Wäre es da etwas so Außergewöhnliches und Abweichendes, wenn man sich auch einmal mit den kosmischen Strahlungen, die von der Gestirnwelt ausgehen, befassen wollte? Ein Experiment mehr. Warum sollten die Sterne nicht in ähnlicher Weise eine ganz bestimmte Einwirkung auf die verschiedenen Gebiete haben?

Wie steht es zum Beispiel auf dem weiten Gebiet der Nervenleiden, der seelischen und geistigen Erkrankungen? Gerade hier kann man sehen, wie oft die von verschiedenen Spezialisten gestellten Diagnosen voneinander abweichen. Aber gerade bei der Diagnose der nervösen und geistigen Erkrankungen sowie den Störungen des Seelenlebens kann das Horoskop des Kranken sehr wertvolle Aufschlüsse über die wahren Ursachen dieser Leiden geben. Des weiteren kann man aus dem Horoskop die Konstitution und Disposition des Kranken sowie das *urerkrankte Organ* im Sinne RADEMACHERS rasch erkennen, und das ist dann für die Therapie von ausschlaggebender Wichtigkeit. Auch kann man mit Hilfe der Astrologie gute Prognosen über Dauer und Ausgang einer Krankheit geben, häufig besser als mit anderen Hilfsmitteln.

Alles in allem können wir der medizinischen Astrologie eine günstige Prognose stellen; sie wird sich als wichtiger Zweig der kosmischen Medizin trotz aller Hindernisse durchsetzen.

(Salzburg, im August 1932) G. W. Surya

Die hermetische Medizin

Geschichtlicher Rück- und Ausblick

In drei Äußerungen hochgeistiger Kraft gipfelt das schöpferische Wirken der in die Mysterien des altägyptischen Gottes Râ Eingeweihten, das sich im Kult des Weisheits- und Heilgottes Thot bis in die griechische Zeit in die Person des Hermes Trismegistos wandelnd, fortsetzt: als Gott-König, königlicher Priester und priesterlicher Heiler spenden sie die Fülle ihrer nur ihnen eigenen Weisheit. – Während das Wissen um das Zusammenwirken von Priester- und Herrschergewalt schon Jahrtausende vor Christus in den Gestalten der ägyptischen und sumerischen Priesterkönige geschichtlich verankert ist, sind aber auch die Mythen um die Verbindung der Heilkraft mit der priesterlichen oder königlichen Würde nicht vergessen. So interessieren auch heute noch die Legenden um das Charisma der französischen und englischen Könige des Mittelalters, nach der ihrer Krönung vorausgehenden Salbung mit dem Hl. Öl durch Handauflegung Skrofeln (Haut- und Drüsengeschwulste auf meist tuberkulöser Grundlage, sog. Mal du Roy = Königsübel) heilen zu können. Bis in die jüngste Vergangenheit setzen sich Historiker mit dieser Legende auseinander (Dissertation Anton Haueter: Die Krönungen der französischen Könige im Zeitalter des Absolutismus und der Restauration, Zürich 1975). Diese Salbung anläßlich der Königskrönung als zunächst sakraler Akt schloß sich an die alte Überlieferung des priesterlichen Königs an.

Der wahre Ursprung, die Quelle aller echten Heilungen ist natürlich Gott, dessen Macht und Güte die Heilungsuchenden durch Mittler – Könige, Priester und Ärzte – zu erreichen suchen. Aus ihm entsprungen trat uns Jesus Christus als der reinste Mittler entgegen, als Gründer einer neuen Religion, einer neuen Heilsordnung, als schmerzensgekrönter Herrscher des messianischen Reiches und nicht zuletzt als unausgesetzt tätiger Heiland des Leibes und der Seele erfüllte er sein Erdenleben. Er verkörperte die drei höchsten Potenzen: des Königtums, der Religion und der Heilkunst.

Die hermetische Philosophie, weitergehend als alle anderen philosophischen Systeme, lehrt ein Kräftegleichgewicht, das im seelischen, physischen und politischen Organismus der Menschheit harmonisch wirkt. Die Grundbegriffe dieser Lehre sind, wenn wir von der rein mythischen Überlieferung absehen, von den Chaldäern in Babylon gewonnen worden. Vermutlich hat das Zusammenwirken des Kultdienstes der Sumerer mit der phantasievollen Naturerforschung der hamitischen Babylonier in früher Vorzeit, mindestens aber dreitausend Jahre vor Christus, den grundsätzlichen Zusammenhang der erwähnten Dreiheit erkannt. Von hier aus ging das »Aur Chasdim«, das heißt das Licht oder die Lehre der chaldäischen Astrologen und Philosophen, ohne in *Syrien* oder *Jerusalem* haltzumachen, an die Priesterschulen in *Memphis, Theben, Heliopolis* und später *Alexandria* (Hermes Trismegistos, identisch mit dem ägyptischen Weisheitsgott Thot) über, um dann, tausend Jahre später, von den hieratisch-königlichen Bindungen gelöst, aus dem irdisch schönheitstrunkenen Boden Griechenlands scheinbar neu emporzuwachsen. Wir finden in der mustergültigen, rein auf die Beobachtung gegründeten Wissenschaft des HIPPOKRATES (460–377 v. Chr.) noch die wichtigsten hermetischen Grundsätze der Chaldäer: Die makro-mikrokosmische Zuordnung von »Körperregionen« unter Tierkreiszeichen, den durch die ägyptischen Priesterschulen vertieften Lehrsatz von der Bedeutung der Polarität und schließlich die babylonische Lehre von den vier Elementen mit ihrer starken Betonung des Vier-Säfteflusses (Humores).

Während wir die vergleichsweise geringe Bedeutung der römischen Medizin, trotz einiger überragender Ärzte wie Aulus

Cornelius Celsus und Claudius Galenus, in diesem Zusammenhang übergehen dürfen, müssen wir der fruchtbaren Tätigkeit der Araber (Avicenna) gedenken. – Das römische Weltreich war zerstört, hunnische und germanische Heereshaufen überfluteten Europa. Was Ptolemäus (87–165 n. Chr.) als fleißiger Sammler und hochbegabter Förderer von Medizin und Astrologie der Nachwelt überliefert hatte – es wäre verloren gewesen, wenn nicht seine gewissenhaften und fleißigen Kopisten und Kommentatoren in Arabien den Schatz bewahrt und bis tief in die Renaissance hinein erhalten und genutzt hätten. Darum steht das ganze Mittelalter unter der Herrschaft der astralen Medizin, meist in der altklassischen, durch Ptolemäus überkommenen Form, jedoch bereichert um die von den Arabern gewonnenen alchimistischen Kenntnisse. Daß auch Entgleisungen vorkamen, ist verständlich. Man denke an die mangelhafte Entwicklung der Trigonometrie und Astronomie, an die bis um 5 Grad fehlerhaften Planetenorte in den damaligen Sterntafeln (Ephemeriden) und vor allem an die gleichzeitig mit dem arabischen Wissen vom Orient übernommene Vielgeschäftigkeit der medizinischen Rezeptur. So soll der bekannte Theriak aus über hundert Bestandteilen zusammengesetzt gewesen sein – beiläufig bemerkt, ein großer Vorstoß gegen den einfachen Aufbau der hermetischen Korrespondenzlehre.

In diese astronomisch mangelhaft unterrichtete, von mittelalterlich-orientalischer Quacksalberei überwucherte anspruchsvolle Vielgeschäftigkeit tritt nun zur Zeit der deutschen Renaissance der gewaltige Zerstörer und Erneuerer Paracelsus (1493–1541) – einer der größten Ärzte, wenn nicht der allergrößte, wenigstens in unserer westlichen Zivilisation – auf. Anstelle des mittelalterlichen Koryphäenkultes, wie ihn schon die Araber mit Ptolemäus getrieben hatten, setzt er die Beobachtung der Natur; anstelle des geschäftigen griechisch-arabisch-hebräischen Kauderwelsches gebraucht er das einfache deut-

sche Wort des geraden christlichen Mannes; anstelle der hochzusammengesetzten Mixturen und Theriake verwendet er die einfachen Metallverbindungen der praktischen Alchimie sowie Heilkräuter und edle spagyrische Essenzen daraus. So eröffnet dieser oft verkannte und unterschätzte und der vorwissenschaftlichen Zeit zugehörige Denker das fruchtbare Gebiet der medizinischen Chemie, von dem man heute seit PAUL EHRLICHS Forschungen »die letzten Ergebnisse« erwartet. Sein im Boden der christlichen Esoterik wurzelndes Denken hat sich am Schatz der neuplatonisch-kabbalistischen Überlieferungen befruchtet. Niemand hat jemals an das Wissen, Können und die Charaktereigenschaften des Arztes so hohe Anforderungen gestellt wie Paracelsus. In seinem Liber Paragranum sagt er:
»Und setz meinen Grund / den ich hab / und aus dem ich schreib / auf vier Seul / als in die Philosophey / in die Astronomey / in die Alchimey und / in die Tugend.«
Unter »Philosophey« verstand PARACELSUS eine gründliche Kenntnis der Naturkräfte, ihres Waltens und ihrer makro-mikrokosmischen Entsprechungen – »der Dinge der Unteren Sphaer / und der Dinge der Oberen Sphaer«. »Was ist die Philosophey anders als die unsichtige Natur? Was ist die Natur anders denn die Philosophey?« Unter dem »anderen Grund der Artzney, welcher ist die Astronomey«, verstand er die Astrologie – allerdings vielfach in einer ihm allein eigenen Auffassung, Auslegung und Nutzanwendung, zu deren Verständnis wir durch das Studium der modernen Astrologiewerke allein nie gelangen. Das können wir nur durch Meditation über die Werke des großen Arztes selbst und die hieraus sich ergebende innere Erleuchtung. »Philosophey und Astronomey« waren nach PARACELSUS für den Arzt untrennbar verbunden. »Also ist der Arzt ein innerer Astronom und innerer Philosophus, geboren aus der äußeren Astronomey und Philosophey.« Im Liber Paragranum, dem ich alle diese Worte entnehme, spricht

sich PARACELSUS wiederholt über die mikro-makrokosmische Entsprechungen aus – »die Einwirkung des Oberen auf das Untere, oder der Gestirne auf die menschliche Gesundheit«.
Die alchimistische Auffassung PARACELSUS' stimmt mit der aller großen Eingeweihten überein; seine einschlägigen praktischen Arbeiten sind nicht auf Goldgewinn, sondern auf die Erzeugung der Arcana und der Universalmedizin gerichtet.
Unter Tugend verstand PARACELSUS einerseits das, was die Alten unter virtus verstanden, in seiner etymologischen Bedeutung von Tüchtigkeit und Kraft – anderseits aber auch Güte, Menschenliebe, Selbstverleugnung und Aufopferung für die Leidenden und Schwachen.
Die von PARACELSUS aufgestellten vier Säulen der Medizin vereinigen wieder ein Wissen und Können, das in seiner Gesamtheit das Wissen und Können des Magiers in des Wortes eigentlicher Bedeutung ist – das Wissen und Können des Herrschers, des Hohenpriesters und des Arztes. Richtig sagt Dr. med. BERNHARD ASCHNER, Wien, der selbst ein sehr gutes Werk über die Medizin des Paracelsus schrieb, Paracelsus sei kein »Wunderdoktor« gewesen, sondern »das Wunder eines Arztes«.
In der 1614 erschienenen Fama Fraternitatis Ordo Rosae Crucis (Legende des Ordens der Bruderschaft des Rosenkreuzes), die über das Leben des Gründers CHRISTIAN ROSENCREUTZ berichtet, wird auch erwähnt, daß die Bruderschaft einen besonderen Schlüssel zur Deutung der dem Uneingeweihten meist rätselhaften Sprache des PARACELSUS besaß. Über diesen Schlüssel scheint jedoch das magische Gebot des Schweigens so gründlich beobachtet worden zu sein, daß nichts davon auf den »Marktplatz« gelangte, wo so manche selbsternannte Rosenkreuzer der Neuzeit ihre Ware ausrufen und verschachern.
Moderne, über Astralmedizin schreibende Autoren wagen sich gar nicht an die Ausdeutung des PARACELSUS, sondern umgehen ihre eigentliche Aufgabe in weitem, vom Dämmerlicht des

Geheimnisvollen, beleuchteten Bogen. Das muß um so mehr befremden, als diese Okkultisten und Astrologen der Neuzeit den weiten Weg nicht scheuen, um sich aus Babylon oder Memphis die bekannte Lehre von den Urelementen und Urqualitäten zu holen. Sonderbarerweise aber vermeiden sie es, im Archidex Magiens des PARACELSUS nachzuschlagen, in jenem verhältnismäßig leicht verständlichen Werk, worin sie nicht bloß eine Fülle von Belehrung, sondern auch einen reichen Schatz praktisch durchgeführter hermetischer Heiltechnik finden könnten.

Da sich unter den modernen Geheimforschern auch Männer von großem Fleiß, ehrlichem Streben, Scharfsinn und Wissen befinden, so darf man wohl annehmen, daß sie ihren reichen Geist auf das Niveau des bücherkaufenden Publikums abgestimmt haben, in weiser Erkenntnis des Satzes, daß die tiefsten Geheimnisse nach GOETHES Rezept »den Buben nicht gesagt werden dürfen«. Ebensowenig ist der wißbegierige Jünger, der wie Faust nach den Quellen des Lebens dürstet, den modernen Vertretern der akademischen PARACELSUS-Forschung zu Dank verpflichtet. Sie bescheiden sich nach jenem bekannten Lehrsatz der wahren Meister, der Beschränkung als stilistische Ordensvorschrift auferlegt, auf die bloße philologisch-korrekte Neuausgabe. Und so haben wir denn glücklicherweise neben der KANT- und GOETHE- auch eine PARACELSUS-Philologie. Aufrichtig gestanden, hat der Hermetist keine von diesen dreien heiß ersehnt, aber das übernommene Buch ist doch wenigstens getreulich gewahrt; man kann jetzt seiner ästhetischen Sehnsucht auch nach einem PARACELSUS-Neudruck des Zwanzigsten Jahrhunderts Genüge tun und darin keinen falschen Genitiv oder Dativ finden – vorausgesetzt, daß man gerade danach hungern sollte.

Es mag genügen, hier noch zu erwähnen, daß heute Lehrstühle für PARACELSUS-Forschungen bestehen, die, wohlgemerkt, wegen des ablehnenden Standpunktes ihrer Vertreter bloß die praktisch medizinische Seite seines reichen Erbes behandeln. Der von PARACELSUS grundsätzlich betretene magische Weg mit seinen astrologischen und alchimistischen Voraussetzungen wurde von der Fakultät schon hundert Jahre nach dem Tod des Meisters verlassen.

Von den sogenannten Rosenkreuzern wurde zu Anfang des siebzehnten Jahrhunderts das wahre geistige Erbe des PARACELSUS wieder aufgenommen und verwaltet.

In der Fama Fraternitatis offenbarte sich 1614 zum ersten Male der Geheimbund als geschlossenes Ganzes. MICHAEL MAIER nennt ihn die »Fraternitas Germania«.

Der Form nach Bruderschaft, oft auch Orden, wird er exoterisch gewöhnlich als Bruderschaft oder auch als Orden des Rosenkreuzes bezeichnet.

KATSCH, der in seinem Werk »Die Entstehung und der wahre Endzweck der Freimaurerei« die Geschichte des Rosenkreuzertums, wenn auch vorwiegend unter ihrem exoterischen Aspekt, mit wissenschaftlicher Gründlichkeit meisterhaft behandelt (aus dem zweiten und dritten Teil dieses Werkes habe ich in gekürzter, wenig geänderter Form die nachfolgenden Ausführungen über den Orden zusammengetragen), weist nach, daß in den zum medizinischen Unterricht der jüngeren Brüder des Rosenkreuzes zusammengestellten Anleitungen Heilmittel behandelt werden, die man im Sinne des Paracelsus, wenn nicht gar für Universalia so doch für weithin wirkende Partikularia anerkennen muß. Es steht außer Zweifel, daß der Orden erlesene Pflanzenstoffe besaß, die, zur passenden Zeit gesammelt, das Charakteristische ihrer Eigenart nachhaltigst wirksam darboten und keineswegs nur aufgrund müßiger Spekulation angewendet wurden.

Ein fachkundiger Zeuge für die Medizin der Rosenkreuzer ist der in seinen späteren Jahren in den Orden eingetretene

Michael Maier. Diese Leuchte der Medizin hatte mit solchem Erfolg als Leibarzt Kaiser Rudolfs II. gewirkt, daß ihm der Pfalzgrafentitel verliehen wurde und sein Ruhm weit über die Grenzen des Vaterlandes drang.

Aus verschiedenen Kapiteln seiner »Themis aurea« will ich nur folgende Ausführungen hervorheben:

»Seien die Brüder auch zum großen Teil nicht dogmatische Ärzte, so seien sie doch Männer, welche viele Beweise ihrer Gediegenheit abgegeben haben.

Die Grundwahrheiten der Brüderschaft in den Künsten und Wissenschaften erweisen sich als festbegründet, unwandelbar und untrüglich.

Selbst bei unheilbar erklärten Krankheiten ist von ihren bewährten Heilmitteln noch manche Hilfe zu erwarten. Die Brüder dürfen auch als ausübende Ärzte für hocherfahrene Philosophen gelten, deren Heilmittel nicht nur für völlig erlaubt und zuverlässig erklärt werden müssen, sondern für wahre, wirkungsreiche Christushände.

Auch da, wo sie als Ärzte des Leibes aufgetreten sind, wollten sie auch immer Seelenärzte sein und bleiben. Die ärztliche Kunst wurde im Orden so bevorzugt, weil sie das Siechtum des Menschenleibes und der Menschenseele mit gleichzeitiger Arznei zu lindern trachteten, wie schon der antike Orient.«

(Die wahre Heilkunst besteht in der womöglich gleichzeitigen und harmonischen Einwirkung auf Geist, Seele und Leib des Kranken. D. Vf.)

Die Rosenkreuzer besaßen Heilmittel als Arcana, die den meisten damaligen Ärzten unbekannt waren, hatten verläßliche Erfolge und eine ganz eigenartige Methode der Anwendung, die vielfach an Paracelsus erinnert.

Nach Michael Maiers Ansicht soll man nicht bloß paracelsische, sondern daneben auch hippokratische und galenische Heilmittel anwenden, weil paracelsisch geläuterte Arzneien nicht bei allen Menschen und Krankheiten am Platz sind. Ein flüchtiges Studium des Rosenkreuzertums zeigt, daß die Medizin der Bruderschaft sicher auf den vier paracelsischen Säulen ruhte. Auch die Philosophey, die Erkenntnistheorie und die Magie des Ordens, wurzeln in paracelsischem Denken.

Schon vieles aus der Fama Fraternitatis und den Rosenkreuzerschriften der ersten Periode fußt auf der Darstellung der Kabbala des PHILON VON ALEXANDRIEN, wenn auch einige Stellen der »Confessio« der Philosophia occulta (De occulta philosophia sive de magia, 1533) des AGRIPPA VON NETTESHEIM und der Schrift »De arte cabbalistica« (1517) des deutschen Humanisten JOHANNES REUCHLIN entnommen sind.

Spätere Rosenkreuzerschriften sind erfüllt von ägyptischer und griechischer Weisheit; sie stellen PYTHAGORAS und PLOTINUS in den Vordergrund und verknüpfen deren Neuplatonismus mit dem dogmenfreien Christentum. Die der Fama Fraternitatis angehängten Sendschreiben kennzeichnen die Bruderschaft als eine theosophische, die nicht nach Gold und Macht jagte, sondern ihre Schätze in wahrer Gotteserkenntnis suchte. Schon in den HASELMAYERISCHEN Ausführungen werden die Brüder als Anhänger der kabbalistischen Emanationslehre gekennzeichnet. Nach ihren pansophischen Ideen ist Christus die uralte sichtbare Emanation der Ewigen Urweisheit, wesensgleich mit dem Logos, von dem schon PLATON Zeugnis abgelegt hatte.

Bruder SCHWEIGHARDT sagt in der »Rosa Florescenz«: »Alle Bücher der Welt kannst du lernen ohne sonderliche Mühe aus einem einzigen Buche, und dieses Buch ist in dir und in allen Menschen, aber gar wenige freilich können dasselbe lesen. Ja, viele Hochgelehrte dürfen es in sich verleugnen, kleben also am toten Buchstaben, der da außer ihnen ist und verlassen das Buch des Lebens, das doch mit dem Finger Gottes eingeschrieben ist in alle Menschenherzen.«

Auch die Magie, als erweiterte Naturerkenntnis und Hyperphysik aufgefaßt, gelangte in der Rosenkreuzer- wie in der Paracelsus-Medizin zur Anwendung. Der englische Rosenkreuzer Robertus de Fludd hat alles, was er auf diesem Gebiet zu sammeln vermochte, in seiner Apologie der Rosenkreuzer (»Apologia compendiaria fraternitatem de rosea Cruce«, 1616) mitgeteilt.

Schon in der Fama Fraternitatis wird die Astrologie gewürdigt, und die »Confessio« zeigt, daß der Orden nicht nur astronomische, sondern auch große astrologische Kenntnisse besaß.

Weit zurückhaltender sind die genannten Grundschriften der Bruderschaft über die Alchimie des Ordens. Aus den wenigen ersten Rosenkreuzerschriften geht jedoch hervor, daß die einschlägigen Forschungen und Arbeiten der ersten deutschen Brüder weniger auf Goldgewinnung durch Transmutation als auf die Hervorbringung des Lebenselixiers, zumindest der Arcana im paracelsischen Sinne gerichtet waren.

Auch Michael Maier stellte auf Goldgewinn abzielende alchimistische Arbeiten des Ordens entschieden in Abrede und richtete seine eigenen Forschungen auf dem Gebiet der praktischen Alchimie ausschließlich auf ärztliche Ziele, darunter auch auf die Erzeugung der Universalmedizin.

Aus alldem sehen wir bei den deutschen Rosenkreuzern der ersten Periode die Medizin fest von den vier Grundsäulen des Paracelsus getragen. Auch ihr Wirken beruht nach Art echter Eingeweihter auf der praktischen Anwendung der unerläßlichen Vierheit: Astrologie, Alchimie, Kabbala und Magie. – Ich habe diese die Rosenkreuzer betreffenden Nachweise mit einer für mein Kapitel vielleicht zu weitgehenden Ausführlichkeit behandelt, weil alle medizinischen Richtungen, die nicht dem Schoß der Bruderschaft entsprungen sind, nur geringe geschichtliche Bedeutung haben. Solche mit Rosenkreuzertheorien in mittelbarem, wenn auch entferntem Zusammenhang stehende Richtungen sind zum Beispiel die Homöopathie Samuel

Hahnemanns, die zum Teil auf den Signaturen beruhende Erfahrungslehre Joh. Gottfried Rademachers und schließlich die auf alter Spagyrik fußenden therapeutischen Systeme des Conte Mattei und des Dr. Zimpel.

Neben diesen mit der klassischen Überlieferung, wenn auch lose, verbundenen Heilsysteme gibt es eine Anzahl von therapeutischen Lehrversuchen, die diese Richtung ganz verlassen haben und aufgrund einer angeblich persönlichen Einweihung durch vermeintliche Adepten ihre eigenen Wege gehen. Ich will jedoch nicht in Abrede stellen, daß der bei allen magischen Praktiken so überaus wirksame Glaube auch hier und da gute Erfolge zu bringen vermag.

Den Zusammenhang mit der klassischen Überlieferung hält von den neueren Organisationen meines Wissens am ehesten die 1909 in Oceanside (Californien) gegründete Rosenkreuzer-Gesellschaft aufrecht, wo die Astrodiagnose nicht bloß nach den überkommenen Satzungen gepflegt, sondern auch im Sinne der Pansophie der Bruderschaft in moderner Richtung weitergebildet und gelehrt wird. Dieser Zweig der Rosenkreuzer-Gesellschaft hat sich nach 1945 auch in Deutschland wieder rekonstruiert und zwar mit der Zentrale in Baden-Baden/Schw.

Der Ausgang des Dreißigjährigen Krieges hatte mit der Festigung der nördlichen protestantischen Staaten dem leidenschaftslosen rationellen Denken die Oberhand geschaffen. Aus jener Zeit ragt in der Geschichte der Medizin nur noch Franciscus van Helmonds ehrwürdige Gestalt hervor, der den Grundgedanken paracelsischer Weisheit, den Archaeus (Lebensgeist) fruchtbar in die Lehre von den Lebensvorgängen einzuführen gewußt hat. Was er und die sogenannten Rosenkreuzer an praktischen Ergebnissen in der Stille geschaffen hatten, hat die hohe Fakultät ignoriert und nur von »Außenseitern« gesprochen.

Nach Helmonds Tod beginnt der »Siegeslauf« der neueren

Naturwissenschaft; sie leugnet die magischen Zusammenhänge der Natur, und von ihrer Urmutter, der altorientalischen Magie, hat sie nur eines behalten: die Hochschätzung des Gesetzes und der Zahl. Magie, Astrologie, Alchimie und Astral-Medizin verschwinden von den Lehrstühlen; ein sorgfältiger Betrieb der beschreibenden Naturwissenschaften soll das intuitive Erfassen des großen Gesamtorganismus von nun an ersetzen. Zwar hält sich noch ein Rest der alten zodiakalen Regionenlehre in den Lehrbüchern, aber nurmehr umschleiert; man unterscheidet Krankheiten des Kopfes, des Rumpfes, der Arme und so weiter.

Da versetzt zu Anfang des neunzehnten Jahrhunderts in napoleonisch-vorwärtsstürmender Zeit HAVIER BICHAT auch diesem Überbleibsel den Todesstoß: es gibt keine Körperregionen mehr, die gleichartig erkranken können, sondern nurmehr gleichartig alterierte Gewebe (Zellenverbände). Dieses Gebäude hat zur Zeit der Hochblüte des Materialismus Prof. RUDOLF VIRCHOW gekrönt. Nicht bloß das Gewebe, sondern sogar die einzelne Zelle ist Einheit der Ernährung und Einheit der krankhaften Störung (Zellularpathologie). Der bewußte Organismus ist verdrängt durch seine bewußtlosen Bausteine. Hier trifft zu, was GOETHE in Faust I, Schülerszene, schreibt:

> »Wer will was Lebendig's erkennen und beschreiben,
> Sucht erst den Geist herauszutreiben,
> Dann hat er die Teile in seiner Hand,
> Fehlt – leider! – nur das geistige Band.
> Encheiresin naturae nennt's die Chemie,
> Spottet ihrer selbst und weiß nicht wie.«

Man sieht, eine weitere Zuspitzung des Gegensatzes zur hermetischen Philosophie ist undenkbar, und tatsächlich erscheint jetzt auch nach G. W. FRIEDRICH HEGELS geschichtlichem Entwicklungsgesetz von der Ausprägung der beiden Gegensätze das vermittelnde Dritte. Durch die Erforschung der Bevölkerungsbewegung ist man auf die feineren mathematischen Gesetze innerhalb der organischen Welt gestoßen. Was die Bevölkerungslehre hier in Massenerscheinungen nachwies, können kühne Neuerer auch am einzelnen Menschen erhärten. So versuchte FLIESS die Periodizität des männlichen und weiblichen Keimplasmas in ihren physiologischen Möglichkeiten zu zeigen, während sein Nachfolger SWOBODA denselben uralten hermetischen Gedanken in ziemlich materialistischer Weise auf dem Gebiet der Physiologie anwandte, aber trotzdem jeden astrologisch-mathematisch erhärtbaren makrokosmischen Zusammenhang leugnete.

Als Wiedererwecker eines Teils der zur alten hermetisch-medizinischen Überlieferung gehörigen Periodenlehre, wenn auch nicht im ausgesprochenen Sinne dieses Wortes, kann der deutsche Ingenieur RUDOLF MEWES gelten. Der unter dem Pseudonym »Sepharial« bekannte englische Orientalist und Astrologe GORNEOLD hat sich in seinen Werken »Cosmic Symbolisme« und »The Kabbala of numbers« sowie durch die Wiederwekkung, modern-wissenschaftliche Begründung und praktische Ausgestaltung der auf hermetischen Grundsätzen beruhenden Lehre von der sogenannten praenatalen Epoche besonders verdient gemacht.

Die Astralmedizin, die fern vom Getümmel der Schulmeinungen ein verborgenes Dasein geführt hat, begann sich in den letzten Jahrzehnten wieder literarisch und praktisch hervorzuwagen, allerdings zunächst mehr in Tastversuchen. Mit dem Anbruch eines neuen Zeitalters verfeinerter Geistigkeit darf auch die Astralmedizin einer neuen Blüte entgegensehen.

Sindbad

Nachgedanken des Herausgebers G. W. Surya

Wer die Wahrheit des hermetischen Satzes erkannt hat, daß der Name eines Dinges in innigem Zusammenhang mit dessen Wesen stehe, wird sich wohl öfter die Frage gestellt haben, weshalb sich die Rosenkreuzer gerade »Rosenkreuzer« nannten und nicht anders. Da die Rosenkreuzerei sicher bedeutend älter ist als ihr vermeintlicher, legendärer Gründer Christian Rosencreutz, so muß schon im Namen »Rosenkreuzer« – offenbar abgeleitet von Rose und Kreuz – irgendein Hinweis auf Zweck und Ziel dieser Gesellschaft oder Kräfte, Wissen und Fähigkeiten ihrer echten Mitglieder liegen.

Es ist also neben einer historischen Quellenforschung ebenso wichtig, das Wesen der echten Rosenkreuzerei von ihrem Namen her zu ergründen.

Dr. Franz Hartmann vertrat die Ansicht, daß die Mysterien der Rose und des Kreuzes lange vor Christi Geburt den wahrhaft Eingeweihten bekannt waren, und zwar den wirklichen Mystikern der ganzen Erde.

Die Rose symbolisiert nämlich das Erwachen der menschlichen Seele zur Erkenntnis ihres innersten Wesens und Ursprungs, also zur Gotteserkenntnis. Wie sich die Rosenknospe durch Licht und Wärme der Sonne zur Blüte entfaltet, so entfaltet sich die menschliche Seele, wenn sie das Licht der Gottesweisheit und die Wärme der göttlichen Liebe in sich aufnimmt, zu ungeahnter Schönheit, Herrlichkeit und Macht. Aber dieses Entfalten der Seele geschieht nicht ohne Schmerzen und Leiden, und das Kreuz ist wohl das Symbol dafür. Das Kreuz ist aber ebenso das Symbol des Schweigens. Der senkrechte, über den Mund gelegte ausgestreckte Zeigefinger bildet mit dem Mund ein Kreuz. Der echte Rosenkreuzer soll Verschwiegenheit üben, die Geheimnisse der Rose und des Kreuzes nicht preisgeben oder profanieren. Er soll nur mit Würdigen »sub rosa«, das heißt unter dem Siegel der Verschwiegenheit darüber sprechen.

Hätten die Rosenkreuzer bloß rein metaphysische Erkenntnisse oder nur mystische Erleuchtungen zu bewahren gehabt, so wäre dieses Gebot zur Verschwiegenheit nicht so sehr verständlich, denn die sublimeren Erkenntnisse einer transzendentalen Philosophie oder gar der mystischen Schauung lassen sich sowieso nur bis zu einem gewissen Grad durch Worte ausdrükken. Ihr innerstes Wesen will geistig-seelisch erfaßt und erlebt werden. Daher ist es vor Profanierung schon naturgemäß geschützt. Folglich verbergen sich hinter dem Namen »Rosenkreuz« noch andere Geheimnisse, die sich auf solche Erkenntnisse beziehen, die durchaus profaniert werden könnten.

Es handelt sich dabei zweifellos um jene tiefere Naturerkenntnis oder natürliche Magie, die sich den Rosenkreuzern durch das praktische Studium der klassischen Alchimie, der angewandten Kabbala und der esoterischen Astrologie (Astrosophie) erschlossen hat. Daß es zu allen Zeiten wahre Eingeweihte dieser drei vornehmsten Geheimwissenschaften gab, ist für den Kenner unzweifelhaft.

In der Tat läßt sich der Nachweis führen, daß der Name »Rosenkreuzer« mit der Alchimie in inniger Beziehung steht, und diese Ableitung des Namens der Rosenkreuzer hat, nach dem Urteil bedeutender Forscher, vieles für sich. Ja sie ist die tiefschürfendste und beste aller Ableitungen, und sie ist an keine historischen Schranken gebunden.

Die wahren Adepten der Alchimie lehren nämlich mit ganz auffallender Übereinstimmung, daß der Ausgangspunkt des Steines der Weisen eine doppelte, polarisierende Materie sei, die man als roten und weißen Schwefel (richtiger als roten, solarischen – männlichen, und weißen, lunarischen – weiblichen Schwefel) oder als rote und weiße Rose bezeichnen kann. Das soll wohl heißen: Die beiden Pole sind sich wesensverwandt oder *einer* Wurzel entsprossen, weshalb die Weisen auch öfter versichern, der Lapis sei nichts als ein »roter und grüner Löwe«. Aber auch später, im Laufe der Vollendung des gebenedeiten Steines erblühen wunderbarerweise auf einem Stamme, das heißt aus einer Materie die weiße und aus dieser die rote Rose. Und erst die Darsteller dieser »Rosen« verdienen Rosenkreuzer genannt zu werden. Sie haben wohl alle einen Kreuzweg hinter sich, bis sie so weit kamen; sie wissen dann aus eigener Erfahrung, was es mit Rose und Kreuz für eine Bewandtnis hat.

Nach Ingenieur KURTZAHNS Ausführungen in seiner kleinen Arbeit »Die Rosenkreuzer« hat auch das Kreuz eine alchimistische Bedeutung. Das Kreuz besteht aus einer vertikalen und einer horizontalen Linie. Die vertikale Linie symbolisiert das »Hinauf- und Herabsteigen des Geistes«. Man muß nur wissen, was der praktische Alchimist als »Geist« bezeichnet, wie aus dem Geist oder dem »Spiritus« durch das Auf- und Absteigen der »Essig« der Weisen wird, dann allerdings erschaut man das »solve und coagule« der echten Rosenkreuzer in einem anderen Licht und weiß auch, was ihr »Alkahest« oder ihr »radikales Auflösungsmittel« ist. Ob man dann noch, obgleich es sehr verlockend ist, ausrufen wird: »Solve Radium – Coagule Helium«, das heißt: »Löse Radium auf und lasse es zu Helium gerinnen«, und nun in der Zwischenstufe, in der Radium nicht mehr Radium und noch nicht Helium ist, die »prima materia« der R + C (Roseae Crucis) erkennen wird, ist sehr fraglich. Denn es müßte erst der Nachweis geführt werden, daß diese Transmutation des Radiums in Helium den alten R + C bekannt war, was sich wohl bezweifeln läßt.

Aber etwas Ähnliches mag sich in einer ganz anderen Materie abspielen, und diese wird dann wohl die wahre »prima materia« der R + C sein. Wer sie aber richtig erkannt hatte, befolgte der Öffentlichkeit gegenüber Schweigen.

Grundbegriffe der Astrologie

Was ist Astrologie?
Astrologie ist – in bezug auf den Menschen angewandt – die wissenschaftlich angewandte Kunst, Charakteranlagen und Schicksalstendenzen eines Menschen, dessen Geburtsort und Geburtszeit man womöglich auf die Minute genau kennt, zu deuten.
Das Berechnen und Aufreißen der jeweiligen Himmelsfigur oder des Himmelsbildes, welches genau den Gestirnstand im Augenblick der Geburt für den Geburtsort angibt, wird das Stellen des Horoskops genannt. Das Horoskop – oder Kosmogramm – ist damit gleichsam ein Spiegel, aus dem die charakterliche Veranlagung oder die Neigung, das Schicksal so oder nicht anders zu erleben, zu ersehen ist.
Ist die Geburtszeit nicht genau bekannt, so kann man auf Grund markanter Ereignisse aus dem bisherigen Leben des Geborenen wie Krankheiten, Todesfälle von Verwandten, Reisen, Beförderungen im Dienste, bestandene Prüfungen, Gewinn und Verlust im Geschäft, die Geburtszeit mit Hilfe der Astrologie sehr genau korrigieren. Diese Korrektur der Geburtszeit auf Basis astrologischer Berechnungen spricht aber bereits sehr für die Richtigkeit astrologischer Prinzipien.
In der Astrologie wird der geozentrische Standpunkt eingenommen; das heißt, man denkt sich unsere Erde als Mittelpunkt, um den alle Gestirne kreisen. Wenn dies auch in Wirklichkeit nicht der Fall ist, da ja bekanntlich die Erde samt allen Planeten um die Sonne kreist, so senden doch alle Gestirne – Sonne und Mond eingeschlossen – der Erde ihre Strahlen und Einflüsse zu. In dieser Hinsicht ist die Erde wirklich als Ziel oder Mittelpunkt aller von außen kommenden strahlenden Kräfte, sie seien nun sinnlicher oder übersinnlicher Natur, anzusehen. Und diese physikalischen und psychischen Energien

wirken, wie sich beweisen läßt, auch mächtig auf uns Menschen ein. Mithin hat der geozentrische Standpunkt, den die Astrologie auch heute noch einnimmt, seine sachliche und logische Begründung. Dadurch ist auch der oft gehörte Einwand der Gegner der Astrologie entkräftet, man könne sofort die Unwissenschaftlichkeit der Astrologie daran erkennen, daß diese auch heute noch von den »Planeten« Sonne und Mond spricht, also astronomisch noch am ptolemäischen Weltsystem festhält, während doch seit Copernicus die Unhaltbarkeit dieses Systems klar erwiesen ist, da heute jedes Schulkind weiß, daß die Sonne der Mittelpunkt des ganzen Planetensystems ist und der Mond nur ein Trabant der Erde.

Figur 1 stellt einen sogenannten aufgebrochenen Himmelsglobus dar, in dem die Erde als Mittelpunkt des Weltalls, frei schwebend, zu denken ist. Auf dieser Erdkugel ist eine menschliche Gestalt aufrechtstehend gezeichnet. Sie soll den Geburtsort des Menschen anzeigen, für den wir das Horoskop stellen wollen.

Wir sehen den Erdball umgeben von den Planeten und der Ekliptik, auf welchen in zwölf gleichen Abständen die Tierkreiszeichen gezeichnet sind. Die Ekliptik stellt die scheinbare Sonnenbahn am Himmelsgewölbe dar. Alle Planeten bewegen sich nahezu in der Ebene der Ekliptik.

Die verlängerte Erdachse trifft den Himmelsglobus in zwei Punkten, die als Nord- und Südpol des Himmelsglobus bezeichnet sind.

Rechtwinkelig zur Erdachse verläuft bekanntlich der Erdäquator. Denkt man sich die Ebene des Erdäquators so weit ausgedehnt, bis sie den Himmelsglobus in seinem größten Kreis schneidet, so erhalten wir den Himmelsäquator. Er ist auf unserer Zeichnung als Elipse dargestellt und nur teilweise sichtbar, da der Himmelsglobus, um alles darin Befindliche zu zeigen, aufgebrochen gezeichnet werden mußte. Es ist notwendig, daß der Leser sich über den gesamten Verlauf des Himmelsäquators

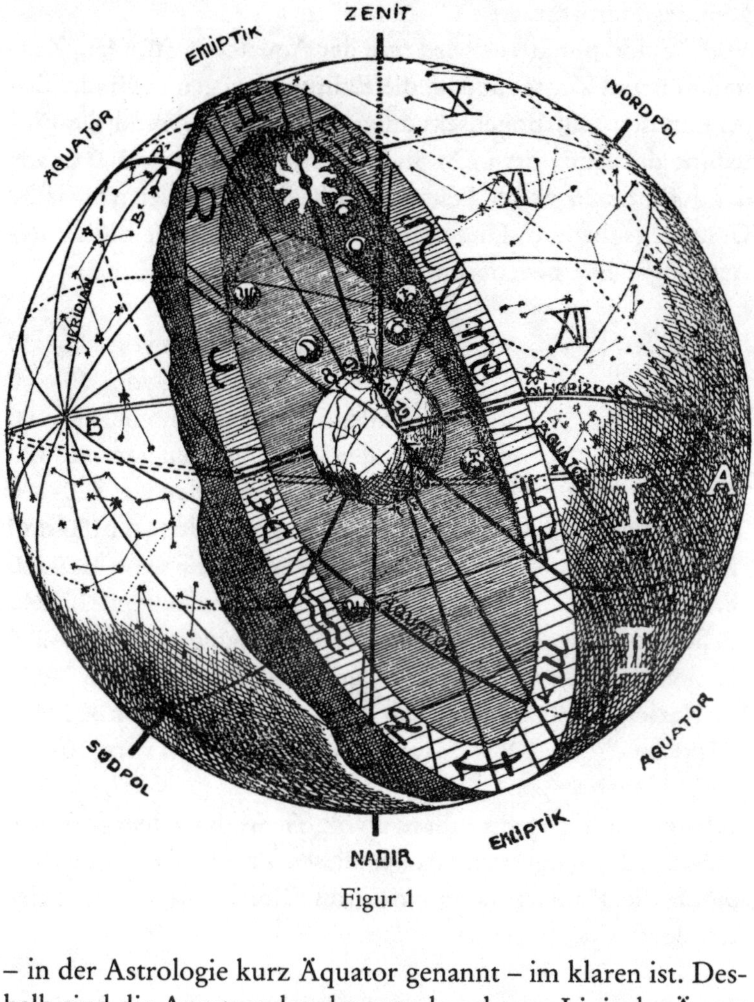

Figur 1

– in der Astrologie kurz Äquator genannt – im klaren ist. Deshalb sind die Ansatzenden der unterbrochenen Linie des Äquators mit A^1 und A^2 gekennzeichnet. Dieser Himmelsäquator wird durch die scheinbare Sonnenbahn oder »Ekliptik« ge-

kreuzt. Der Winkel, den diese beiden Ebenen miteinander bilden, beträgt 23° 27'. Diesen Kreuzungs- oder Schnittpunkt bezeichnet man als den Widder- oder Frühlingspunkt sowie Waage- oder Herbstpunkt.
Vom Widderpunkt aus wird nun der Äquator in Stunden, Zeitminuten und Zeitsekunden, die Ekliptik dagegen in Grade, Bogenminuten und Bogensekunden eingeteilt. Während die Einteilung des Äquators in 24 Stunden erfolgt, sind die 360 Grade der Ekliptik in zwölf Felder oder Tierkreiszeichen von je 30 Graden gegliedert. Diese zwölf Tierkreiszeichen, die in der Astrologie eine bedeutsame Rolle spielen, sind:

1. Widder	♈	mit den Längengraden von	0– 30
2. Stier	♉	mit den Längengraden von	30– 60
3. Zwillinge	♊	mit den Längengraden von	60– 90
4. Krebs	♋	mit den Längengraden von	90–120
5. Löwe	♌	mit den Längengraden von	120–150
6. Jungfrau	♍	mit den Längengraden von	150–180
7. Waage	♎	mit den Längengraden von	180–210
8. Skorpion	♏	mit den Längengraden von	210–240
9. Schütze	♐	mit den Längengraden von	240–270
10. Steinbock	♑	mit den Längengraden von	270–300
11. Wassermann	♒	mit den Längengraden von	300–330
12. Fische	♓	mit den Längengraden von	330–360

Auf unserer Figur sind diese zwölf Tierkreiszeichen in Form eines Bandes dargestellt. Außer diesen zwölf Tierkreiszeichen spielen die Planeten noch eine große Rolle. Die Planeten der Astrologie sind folgende:

Mond	☽	Sonne	☉
Merkur	☿	Mars	♂
Venus	♀	Jupiter	♃

Saturn	♄
Uranus	⛢
Neptun	♆
und seit 1930 Pluto	P

Eine gleich wichtige Rolle wie Tierkreiszeichen und Planeten, zu welchen, wie wir sahen, in der Astrologie auch Sonne und Mond gehören, spielen die sogenannten astrologischen *zwölf Häuser.*

Damit sind wir zum eigentlichen Aufbau des Horoskopes gelangt. Bei nachfolgenden Erklärungen sollte stets auch *Figur 2* verglichen werden.

Um nun das Entstehen dieser astrologischen Häuser dem Laien möglichst klarzumachen, nehmen wir an, eine Person – in *Figur 1* durch eine menschliche Gestalt, auf dem Erdball stehend, dargestellt – sei auf eben diesem Ort um zwölf Uhr mittags geboren. Zieht man nun vom Erdmittelpunkt durch den Geburtsort eine Linie und verlängert diese, bis sie den Himmelsglobus durchdringt, so erhält man als Schnittpunkt den *Zenit.* Diesem gegenüber am anderen Ende des Himmelsglobus liegt der *Nadir.*

Legt man zu dieser Himmelsachse »Zenit – Nadir« durch den Erdmittelpunkt eine rechtwinkelige Ebene und denkt sich diese so lange erweitert, bis sie den Himmelsglobus in einem größten Kreis schneidet, so erhalten wir den wahren *Horizont.*

Der nur scheinbare Horizont ist hingegen der Gesichtskreis, den wir vom Geburtsort der dargestellten Person erblicken. Er ist verschieden groß, je höher wir uns über den Geburtsort erheben. Die Ebenen des wahren und scheinbaren Horizontes laufen parallel im Abstand des Erdradius.

Zieht man am Himmelsglobus durch Nordpol, Zenit und Südpol einen größten Kreis, so erhält man den *Meridian.* Dieser ist sowohl in der Astronomie als auch in der Astrologie eine sehr wichtige Linie. Er schneidet nämlich den wahren Horizont in zwei Punkten, A und B, die wir als *Nord- und Südpunkte des Horizontes* (nicht zu verwechseln mit Nord- und Südpol des Himmelsglobus oder gar mit dem Nord- und Südpol der Erde!) bezeichnen.

Der Nordpunkt des Horizontes (in unserer Figur 1 mit A bezeichnet) liegt dem Nordpol des Himmelsglobus näher, daher dessen Bezeichnung Nordpunkt. Das gleiche gilt vom Südpunkt.

Noch ein zweiter Schnittpunkt des Meridian ist wichtig: der Schnittpunkt des Meridian mit dem Äquator bei B^1. Dieser Punkt B^1 wird der kulminierende Punkt genannt.

Um nun die astrologischen zwölf Häuser (nach der gebräuchlichsten Art) zu konstruieren, teilen wir, beginnend bei diesem kulminierenden Punkt, den Äquator in zwölf gleichgroße Teile zu je 30°. Durch diese zwölf Teilpunkte am Äquator legen wir nun, ausgehend von den Nord- und Südpunkten (des wahren Horizonts), also von den Punkten A und B, zwölf größte Kreise und erhalten so die zwölf Häuser als zwölf sphärische Zweiecke am Himmelsglobus. Die Punkte A und B sind sonach die Pole aller Häuser. Wir erhalten also praktisch auf einem Himmelsglobus die zwölf Häuser, indem wir zuerst die Nord- und Südpunkte A und B aufsuchen, dann den Äquator (beginnend am kulminierenden Punkt B^1) in zwölf gleiche Teile teilen und nun durch Verbindung der Punkte A und B mit diesen Äquatorabschnitten größte Kreise legen.

Da nun die Ekliptik um 23° 27' zum Himmelsäquator geneigt ist (sogenannte Schiefe der Ekliptik), so schneiden diese zwölf größten Kreise die Ekliptik in ungleich lange Teile.* Diese

* Dies nennt man die inäquale Manier der Häuserbemessung. Sie ist durch den Astrologen Regimontanus Johannes Müller (1436–1476) eingeführt worden und auch heute noch die herr-

zwölf Schnittpunkte der zwölf größten Kreise mit der Ekliptik werden die Häuserspitzen genannt. Man verbindet nun diese zwölf auf der Ekliptik liegenden Häuserspitzen mit dem Erdmittelpunkt und erhält auf diese Weise gleichsam den Durchschnitt der Ekliptikebene mit den zwölf sphärischen Zweiecken

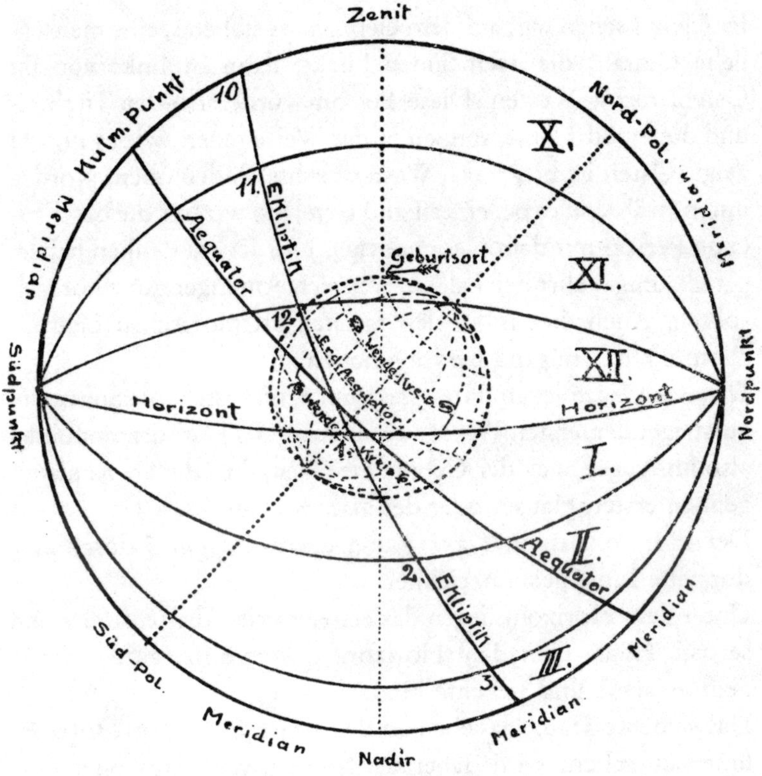

Figur 2

---

schende Art der Häuserbemessung. Indessen gibt es auch noch andere Methoden der Häuserbemessung. Die sogenannte äquale Manier, nach welcher die Häuser gleich groß oder lang im Horoskop eingezeichnet werden, ist die älteste.
In jüngster Zeit wird immer mehr die GOH-Methode bevorzugt. Es ist das Verdienst von Dr. Koch, die »Geburts-Ort-Häuser«-Methode durchdacht und durch Tabellen für alle zugänglich gemacht zu haben.

oder richtiger gesagt: mit zwölf Kugelsektoren* des Himmelsglobus.

Dieser Durchschnitt ist es also, der, wie *Figur 3* zeigt, als »Horoskop« gezeichnet oder aufgerissen wird. Ehe der Anfänger sich über diese Entstehungsart des Horoskops nicht klar ist, sollte er nicht weitergehen.

In *Figur 1* sehen wir, auf dem Geburtsort stehend, eine menschliche Gestalt, die nach Süden blickt, dann ist links von ihr Osten, rechts Westen. Diese Person würde also den Tierkreis und die zwölf Häuserspitzen in der Weise sehen, wie es *Figur 3* zeigt. Osten ist hier links, Westen rechts, Süden oben, Norden unten, während es bei einer Landkarte, wo wir uns die beschauende Person mit dem Gesicht gegen Norden zu denken haben, gerade umgekehrt der Fall ist, was sich Anfänger gut einprägen sollten. Auch dies ist in den meisten astrologischen Lehrbüchern nicht genügend hervorgehoben.

Demnach ist in jedem Horoskop links, im Osten, die Spitze des aufsteigenden ersten Hauses zu suchen. Der Osthorizont bildet also im Augenblick der Geburt die Grenzlinie des eben aufsteigenden ersten Hauses oder des *Aszendenten.*

Der Horizont ist in *Figur 1* und auch in *Figur 3* durch eine doppelte Linie gekennzeichnet.

Unter dem Horizont liegen das erste, zweite, dritte, fünfte und sechste Haus, über dem Horizont das zwölfte, elfte, zehnte, neunte, achte und siebente Haus.

Das siebente Haus, das eben im Begriff ist, unter dem Horizont unterzutauchen, wird daher das absteigende Haus oder der *Deszendent* genannt.

* Diese Kugelsektoren oder räumlichen Ausschnitte des Himmelsglobus, welche man die zwölf Häuser nennt, haben große Ähnlichkeit mit den einzelnen Fruchtstücken einer Orange. Im Horoskop aber werden diese räumlichen Gebilde durch ebene Kreisausschnitte dargestellt, was wohl zu beachten ist, wie man aus Figur 3 ersieht, wo die zwölf Häuser durch die arabischen Ziffern 1–12 dargestellt sind.

Von besonderer Wichtigkeit ist noch die Spitze des zehnten Hauses, *Himmelsmitte* oder MC (Medium Coeli) genannt, und die Spitze des vierten Hauses, *Himmelstiefe* (Imum Coeli) oder IC genannt.

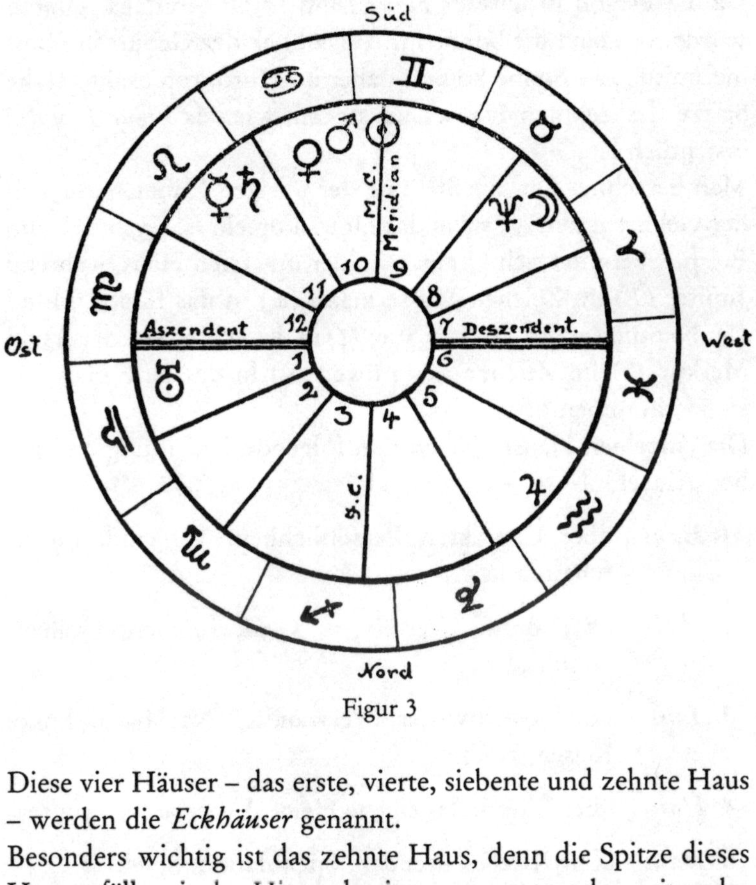

Figur 3

Diese vier Häuser – das erste, vierte, siebente und zehnte Haus – werden die *Eckhäuser* genannt.
Besonders wichtig ist das zehnte Haus, denn die Spitze dieses Hauses fällt mit der Himmelsmitte zusammen oder, mit anderen Worten, der Meridian des Geburtsortes im Augenblick der Geburt geht durch die Spitze des zehnten Hauses. Dieser Meridian enthält auch den Zenit und den kulminierenden Punkt des Äquators.

Tatsächlich beginnt die praktische Berechnung eines Horoskops mit der genauen Ermittlung dieses kulminierenden Punktes des Äquators; das ist der in Sternzeit ausgedrückte Rektaszension des MC oder zehnten Hauses.*

Da die Person in unserer *Figur 1* um 12 Uhr mittags geboren wurde, so stand die Sonne im Augenblick der Geburt in Himmelsmitte. Die Sonne kommt daher im Horoskop exakt auf die Spitze des zehnten Hauses zu stehen, wie aus *Figur 1 und 3* ersichtlich ist.

Man berechnet nun die Stellung der übrigen Planeten zur Zeit der Geburt und trägt sie in das Horoskop ein (s. *Figur 3*). Zum Beispiel befindet sich Uranus (♅) hier im ersten Haus, während Jupiter (♃) im Zeichen Wassermann (♒) in das fünfte, Mond (☽), Neptun (♆) im Zeichen Stier (♉) in das achte, Saturn (♄) und Merkur (☿) im Zeichen des Löwen (♌) in das elfte Haus zu stehen kommen.

Die einzelnen Häuser haben nun folgende Bedeutung und geben Aufschluß

1. Haus über Charakter, Persönlichkeit, Verstand, Eigenschaften usw.,

2. Haus über Besitz, Vermögen, Geld, Frieden, Freiheit, Gefühle,

3.Haus über Geschwister, Verwandte, Nachbarn, kurze Reisen, Briefe,

4. Haus über Eltern, das eigene Heim, Lebensende, Mutter,

5. Haus über Kinder, Freuden, Spekulation, Spiel,

6. Haus über Krankheit, Angestellte, Kleidung, Hygiene,

* Wir können hier nicht näher auf den mathematischen Teil der Stellung eines Horoskops eingehen. Wer sich darüber orientieren will, studiere Alexander von Prónay: »Helfen Horoskope hoffen?« (Informationen und astrologisches Praktikum). Rohm Verlag, 7120 Bietigheim.

7. Haus über Ehe, Teilhaberschaft, öffentliche Gegner,

8. Haus über Tod, Erbschaft, Legate, Testamente,

9. Haus über große Reisen, Philosophie, Religion, Erziehung,

10. Haus über Beruf, Ehre, Macht, Glück,

11. Haus über Freunde, Erfolge, Hoffnungen und Wünsche,

12. Haus über Feinde, Prüfungen, Klöster, Krankenhäuser und Gefängnisse, überhaupt über Orte, wo man zwangsweise festgehalten wird.

Die Wirkung der einzelnen Häuser und auch der Tierkreiszeichen ist als Erfahrungstatsache seit Jahrtausenden bestätigt. In der Erklärung dieser Wirkungen gehen die Ansichten der Fachleute allerdings oft weit auseinander.
Eine sehr gute Erklärung der 12 Häuser bringt ARTHUR SCHULT in »Astrosophie« (2 Bde.), Turm Verlag, 7120 Bietigheim.

Vom Geburtsort aus betrachtet bilden die einzelnen Planeten zueinander bestimmte Winkel oder *Aspekte*. Die hauptsächlichsten Aspekte, die für die praktische Astrologie in Betracht kommen, sind folgende:

☌ = Konjunktion. Zwei Himmelskörper treffen an einer Stelle zusammen. Eine Konjunktion zwischen zwei bösen Planeten ist ungünstig, zwischen guten Planeten günstig. Bei einer Konjunktion zwischen bösen und guten Planeten hebt der kräftigere Planet die Wirkung des anderen auf.

⚹ = Sextil.	Zwei Himmelskörper sind 60° voneinander entfernt. Günstig zu beurteilen.
□ = Quadrat.	Zwei Himmelskörper sind 90° voneinander entfernt. Ungünstig zu beurteilen.
△ = Trigon.	Zwei Himmelskörper sind 120° voneinander entfernt. Sehr günstig zu beurteilen.
☍ = Opposition.	Zwei Himmelskörper stehen einander gegenüber (180° Abstand). Sehr ungünstig zu beurteilen. – Die neuere Forschung aber ist zu der Ansicht gekommen, daß nur die nicht entspannte Opposition kritisch einzuschätzen ist. Hat einer der Aspektpartner ein Trigon zu einem anderen Planeten, wird die Opposition entspannt: Die spannungsträchtige Konstellation wird ins Positive transformiert – (Der Bearbeiter).
	Die Parallele ‖ ist die gleiche Distanz zweier Himmelskörper am Äquator, das heißt gleichgroße Deklination beider. Die Wirkung ist die gleiche wie bei einer Konjunktion.

Die übrigen, minder wichtigen, das heißt weniger wirksamen Aspekte wie Sesquiquintil, Biquintil, Quincunx, Semisextil, Semiquadrat, Nonagon usw. lassen wir absichtlich in dieser Einführung weg. In *Figur 4* findet der Leser die hauptsächlichsten Aspektbildungen dargestellt.*

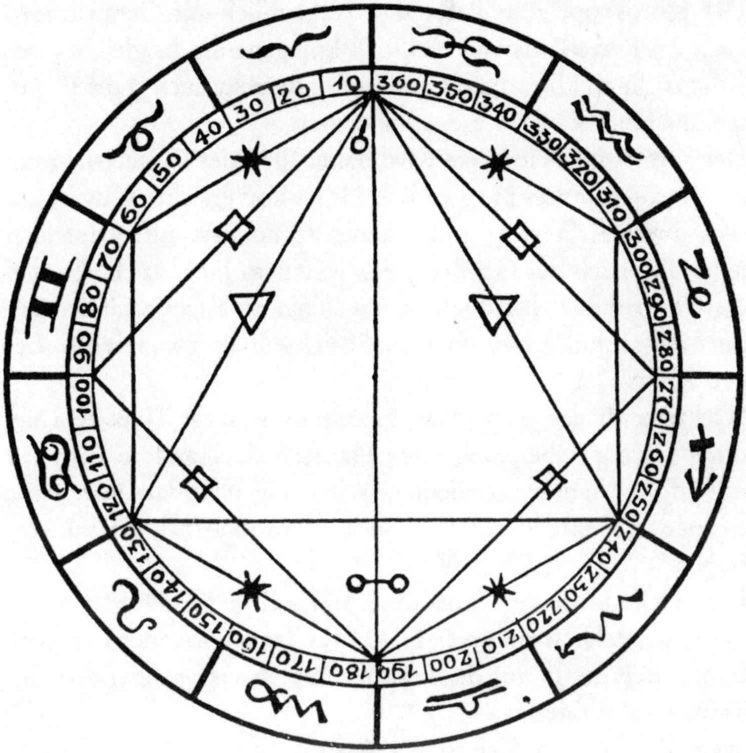

Figur 4

* Die Feststellung der Wirkungen und Einflüsse einzelner Gestirne sowie deren Aspekte mit anderen Gestirnen auf den Menschen, ist vorwiegend als Erfahrungstatsache zu betrachten. Welche Menschen können nun derlei Erfahrungen machen? Es sind Hochsensitive, Somnambule, Medien, aber auch Yogis und geistig Wiedergeborene, die, wie die Hochsensitiven, bei derlei Analysen der Gestirneinflüsse (im Gegensatz zu den Somnambulen und Medien) das tagwache Bewußtsein nicht verlieren. Die alten Priesterärzte dürften mittels solcher Personen die Wirkungen und Einflüsse der Gestirne und Aspekte festgestellt haben. Vielleicht ist auf diesem Wege die Astrologie überhaupt entstanden. Zudem muß man bedenken, daß bereits Hochsensitive die Allbelebtheit der Natur und des ganzen Weltalls fühlen und erkennen, natürlich auch die Verbundenheit des Menschen mit der Natur und dem Weltall. Für sie ist der ganze Kosmos oder das Weltall kein toter Mechanismus, sondern ein belebter und beseelter Organismus. Die Weisen des Altertums sahen daher in den Gestirnen belebte und beseelte Wesenheiten. Mithin verhält sich die Astronomie zur Astrologie wie die Anatomie zu einer wahren Psychologie. Erkennt man aber die Gestirne als belebte und beseelte Wesenheiten, so wundert man sich nicht mehr darüber, daß die Seele der Sterne auch die menschliche Seele beeinflussen kann.

Das Horoskop, gestellt für den Augenblick der Geburt, wird auch das Radix- oder Wurzelhoroskop genannt. Es gleicht einer aufgezogenen Uhr, die nun zu laufen beginnt, weil ja die Planeten am Himmel auch nie ruhig stehen.

Der sorgfältige Astrologe wird daher für jedes Geburtsjahr ein neues, sogenanntes progressives Horoskop errichten. Es ist auf dem durch Erfahrung gewonnenen Grundsatz aufgebaut, daß jeder Tag nach der Geburt gleich ist einem Jahr, das heißt, daß die Gestirnkonstellationen des zwanzigsten Tages nach der Geburt Aufschluß geben über die Schicksale des zwanzigsten Lebensjahres.

Wichtiger als das progressive Horoskop sind die Transite. Darunter ist der Übergang eines Planeten über andere Planeten oder deren Aspekte sowie über seinen eigenen Platz oder seine eigenen Aspekte des Radix- oder Grundhoroskops zu verstehen.

Die Wirkung dieser Transite richtet sich natürlich ganz nach der guten oder schlimmen Natur des Transitors oder Erregers, ferner nach der Natur des Hauses oder Aspektes, über dem der Transit stattfindet.

Speziell in der medizinischen Astrologie spielen die Transite eine große Rolle. Sie lösen gewisse günstige oder ungünstige Ereignisse zu bestimmten Zeiten aus. Namentlich gehäufte Transite können unter Umständen starke Wirkungen auslösen, wie spätere Beispiele zeigen werden.

Um den genauen zeitlichen Eintritt eines künftigen Ereignisses festzustellen, bedient sich der Astrologe der Direktionen. Man unterscheidet sogenannte zodiakale oder primäre Direktionen. Die zodiakalen oder Primärdirektionen werden von den meisten Astrologen als die zuverlässigsten betrachtet, weil bei diesen Direktionen ein Unterschied von einigen Minuten in der Geburtszeit keinen großen Fehler in den Berechnungen zur Folge hat. Hier näher auf die Technik der Direktionen einzuge-

hen, ist nicht möglich. In der bereits angegebenen Literatur ist darüber genügend Aufklärung zu finden. LIBRA definiert zum Beispiel die zodiakalen Direktionen als die Aspekte, die gebildet werden durch den Fortschritt und die Revolution der Planeten und derjenigen des Zodiakus hinsichtlich der Positionen, die diese im Radix-Horoskop einnahmen – und in Bezug aufeinander.
Die mundanen Direktionen sind nach Libra die Aspekte, welche auf der Achsendrehung der Erde basieren, wobei die Planeten und Spitzen der Häuser in gewisse Relationen zum Meridian und zu der Radix-Position der Planeten kommen.
Damit haben wir genügend über die Grundbegriffe der Astrologie gesagt. Wer sich volle Klarheit über das Wesen und die Technik der Astrologie verschaffen will, muß Astrologie eingehend studieren. Dazu ist ein mehrjähriges Studium und viel praktisches Arbeiten notwendig, wenn man Astrologie nicht nur oberflächlich betreiben will.

Schwierigkeiten und Reichweite der Nativitäts-Beurteilung

In diesem Kapitel sei versucht, eine kurze und klare Übersicht der astralmedizinischen Lehren zu geben.
Die astralmedizinische Diagnose und Prognose ist ein Zweig der Geburtsastrologie. Sie steht und fällt mit der Richtigkeit des Horoskops und der Zuverlässigkeit seiner Ausdeutung. Zunächst also muß im Auge behalten werden, daß nur ein einwandfrei auf Bruchteile von Minuten rektifiziertes Horoskop wenn nicht der Diagnose, so doch wenigstens der Prognose zugrundegelegt werden soll. Gerade bei der hermetischen Medizin ist die gewissenhafte Zeitbestimmung unerläßlich. Es ist

schließlich gleichgültig, ob man seine Heiratsabsichten oder einen Lotterietreffer in diesem oder einem andern Jahr erreicht. Eine Mutter aber hat das Recht zu fragen, ob und wann ihr schwerkrankes Kind genesen wird. Wenn man weiß, daß ein Irrtum von nur 4 Minuten in der Angabe der Geburtszeit gewisse primäre Direktionen um ein Jahr verschiebt, wird man nicht mehr, wie es häufig geschieht, den Aszendenten um ein halbes oder ganzes Dekanat »nach dem Gefühl« hin- und herschieben.

Oft wird das Horoskop nach einer beiläufigen Geburtsangabe »berechnet«, aber die »sensitiven Punkte« der Ekliptik mit aller Umständlichkeit auf Grade und Minuten genau eingetragen. In einer so weit getriebenen Mathematik kann die königliche Wissenschaft, wie Karl Friedrich Gauss einmal spruchweise sagte, »leicht ihre bürgerliche Ehrenhaftigkeit verlieren«.

Wir möchten daher dem angehenden hermetischen Arzt dringend ans Herz legen, die Astrologie nicht bloß obenhin und in phantastischer Eigenprägung anzuwenden, sondern sich vor allem mit ihrer wichtigsten, zur Genauigkeit unentbehrlichen Hilfswissenschaft der sphärischen Trigonometrie und sphärischen Astronomie gründlichst vertraut zu machen. Gewisse bedeutungsvolle Phasen des Krankheitsverlaufs werden sich auch nur durch die einzig ganz wissenschaftlichen *Primär-Direktionen* finden lassen.

Die zuerst von arabischen Astrologen geübte, sehr bequeme Methode der *Sekundär-Direktionen* ist nach langem Schlaf im 17. Jahrhundert von Kepler wieder zu neuem Leben erweckt worden. Sie entstammt nicht der klassischen Lehre chaldäischer, ja nicht einmal der ptolemäischen Tradition. Ein Riesengeist wie Kepler wußte Tragweite und Grenzen dieser Wiedereinführung durchaus abzuschätzen. Er wollte auch nur den Astrologen seiner Zeit bei der damaligen Schwerfälligkeit des wissenschaftlichen Hilfsapparates, als Logarithmen und die

Formeln der sphärischen Trigonometrie noch nicht einbürgert waren, ein rasch arbeitendes, symbolisch aufzufassendes Hilfsmittel, eine Art Ersatz, an die Hand geben. Zweifellos ist ja auch die Symbolsprache der Sekundär-Direktionen nicht von der Hand zu weisen. Die Eintrittszeiten seiner Prophezeiungen hat Kepler desungeachtet, wie alle seine bedeutenden Zeitgenossen, mit Hilfe der Primär-Direktionen ermittelt. – Soviel von den mathematischen Klippen der Astralprognose.

Sind nun schon die mathematisch erkenntnistheoretischen Fehlerquellen schwerwiegend genug, so vermehrt sich ihr Gewicht noch um die Last der rein astromedizinischen Schwierigkeiten. Ob man am gestirnten Himmel oder in der unmittelbaren Umgebung des Krankenbettes die Ursachen von Erkrankungen finden will, jedenfalls muß man sich ein System von Ursachen zurechtlegen. Zeitgenössische Astrologen betrachten das Himmelsbild oft als Krankheitserreger, als ätiologischen Faktor. Die hermetische Weisheit der altorientalischen Eingeweihten – die eigentliche Schöpferin dieses ganzen Wissens – lehrt ausdrücklich ein Ineinandergreifen kosmischer und dämonischer Kräfte. Nicht bloß das Priesterwissen der babylonischen Kultstätten zeugt von diesem Zusammenhang, sondern auch die theurgisch orientierte Heilweise der griechischen asklepiadischen Schulen. Paracelsus, der Vollender und Gestalter dieser Lehren, sondert die krankheitserregenden Einflüsse in mehrere Klassen. Von dem Bewußtsein eines solchen universellen Zusammenhanges haben sich die wenigen fortgeschrittenen Astrologen der Gegenwart leiten lassen, wenn sie auch die Frage nach der Art des Gesamteinflusses aufgeworfen haben.

Danach können drei Haupttypen unterschieden werden, die ich in der Sprache der modernen Naturwissenschaft deutlicher hervorheben will:

1. Die Gestirne sind ausschließlich Krankheitserreger, und zwar durch ihre physikalisch aufgefaßte Strahlung, die im Augenblick der scharfen Aspekte ihre Höchstkraft erreicht. Nach dieser Ansicht sind die Gestirne bewirkende Ursachen, und die Lebensschicksale sind aus der Nativität zu ersehen.

2. Die Gestirne zeigen vermöge eines unbekannten Zusammenhangs, der symbolisch angenommen werden kann, Art und Eintrittszeit der Ereignisse an, ohne sie unmittelbar hervorzurufen, ebensowenig wie der die Zeit kündende Zeiger der Uhr den Zeitablauf selbst hervorbringt. Nach dieser Ansicht wären die Gestirne Indikatoren, und die Nativität würde als Indikator-Diagramm vollständig verwertet werden dürfen.

3. Nach der am seltensten vertretenen Ansicht wären die Gestirne mit der Kausalkette des Ereignisses durch einen Auslösungsmechanismus verbunden, ähnlich wie der vorschnellende Zündbolzen die Ladung des Gewehres in Wirksamkeit setzt, dessen eigentliche Triebkraft jedoch durch die Expansion der Pulvergase geliefert wird.

Verschiedene Schriftsteller haben, meist in Übereinstimmung, eine Reihe solcher auslösbarer Faktoren angegeben. Zum Beispiel betont Ptolemäus die Heredität, Morin diese und das Milieu, Paracelsus das, was später genius epidemicus genannt wurde. Ob nun auch diese hier genannten drei Faktoren jemals streng berechnet werden können, mag dahingestellt bleiben. Sicher unmöglich aber bleibt es für eine Klasse von Wirkungen, der zwei so erleuchtete Geister wie Paracelsus und Kepler (hier wäre vielleicht auch Josef v. Görres zu nennen, der in seiner christlichen Mystik ein umfassendes Material zur Dämonologie der Krankheiten bringt) den Hauptanteil am Krankheitsprozeß zuerkannt haben, bei den dämonischen Einflüssen.

Hier folgten sie übrigens dem schon von den Chaldäern gegebenen Beispiel.
Diese dem Anschein nach kaum lösbaren Schwierigkeiten dürften jedoch zu überwinden sein, wenn man sich den eigentlichen und tiefsten Zweck der Geheimforschung vor Augen hält. Diese vermittelt ein in sich zusammenhängendes wundervolles System von Wahrheiten, Wissenschaften und Künsten. Obgleich ich nicht anstehe, die Astrologie als eine der wichtigsten dieser Wissenszweige und Künste zu betrachten, so erscheint sie mir allein doch nicht ausreichend zur unfehlbaren Diagnose und Prognose auf medizinischem Gebiet.
Zwischen dem Reich des Irrtums oder des Nichteintreffens eines Ereignisses und dem der Gewißheit liegt das der Wahrscheinlichkeiten. Man schätze dies nicht gering, auf Wahrscheinlichkeiten basiert die Wahrscheinlichkeitsrechnung, deren praktische Anwendung wir zum Beispiel im Versicherungswesen richtig verwertet sehen.
Die Astrologie gibt uns nun Wahrscheinlichkeiten, die sich bestenfalls dem Reich der Gewißheit, schlechtestenfalls dem des Irrtums so stark annähern, daß sie fast ineinander überzufließen scheinen.
Darum hat auch Paracelsus die Astrologie nur als eine der Säulen der Medizin hervorgehoben; selbst zur Diagnose und Prognose sind noch die Philosophie und die Tugend, beide verstanden in paracelsischem Sinne, erforderlich; als ob die astrologische Säule der Medizin scharf getrennt von den anderen betrachtet werden könnte! Durchaus nicht der Stimme des Herzens folgend*, behandle ich in folgendem den Gegenstand in unerschütterlicher Unbekümmertheit, nur aus der Nativität.

* Nämlich nur in einer relativ kurzen Abhandlung den Entwurf einer Astralmedizin zu liefern, deren vollständige Ausarbeitung umfangreiche Bände erfordern würde. Man vergesse nie, daß das vorliegende Werk kein Lehrbuch der Astralmedizin, sondern nur eine Einführung in diese ist. Deshalb heißt es auch nicht »Medizinische Astrologie«, sondern »Astrologie und Medizin«!

Ich tue dies mit um so größerer Ruhe, als dieses Verfahren wohl das einzige ist, das dem astrologisch zwar hinreichend, hermetisch aber unzulänglich Ausgebildeten überhaupt lehrbar ist und ihm bei gewissenhafter Anwendung auch Nutzen bringen kann.
Der Kürze halber wollen wir die astrologischen Faktoren einer Nativität so darstellen, als ob sie »bewirken« oder »beeinflussen«. Damit sind wir jedenfalls in Harmonie mit dem Gesetz der »Übereinstimmungen«. Nach diesem gilt, daß, wenn zwei Phänomene zeitlich stets zusammenfallen, sie entweder zueinander im Verhältnis von Ursache und Wirkung stehen oder aber: Beide Wirkungen einer und derselben Ursache sind für alle nachstehenden Ausführungen gültig – also Ciceros Beschränkung: Es genügt zu erfahren, was geschieht, wenn wir auch nicht wissen, wie es geschieht.

Die Zodiakalzeichen, ihre anatomischen und pathologischen Entsprechungen
Die planetarischen Prinzipien und Kräfte

Die gesamte Einteilung und Zuweisung des menschlichen Organismus an die einzelnen elektromagnetisch geladenen Wirbelfelder des Zodiakus erfolgte aufgrund einer chaldäischen Urüberlieferung, deren Entstehung sich im Dunkel der Zeit verliert. Nach den Angaben des Alten Testamentes stammte der Erzvater Abraham aus Ur in Chaldäa. Man begreift so, daß sich eine Brücke von den Chaldäern zur kabbalistischen Geheimüberlieferung der Juden spannen konnte, über die alle astrologisch-hermetischen Einzelforscher späterer Zeiten gehen mußten. In der kabbalistischen Urüberlieferung war gleichsam nur das Hauptgerippe der regionären Zuordnung festgesetzt. Sie

nimmt einen Menschen an, der, zum Kreise gebogen, auf eine Weise auf den Zodiakus gelegt wird, daß Kopf und Füße im Frühlingspunkt 0° (Kopf einschließlich Gesicht) zusammenstoßen. Dies entspricht der kreisförmigen Lage des Embryo im Uterus, so daß diese Auffassung den kosmischen Menschen Adam-Kadmon, und zwar im embryonalen Bewußtseinszustand, veranschaulicht.
Die Haupteinteilung nach den Prinzipien der Urüberlieferung war:

♈ Kopf einschließlich Gesicht
♉ Hals und Nackenansatz
♊ Schulter, Arme, Hände
♋ Brust, Unterleib
♌ Rücken
♍ Bauch- und Nabelgegend
♎ Lenden, Leistengegend
♏ Geschlechtsteile
♐ Hüften und obere Hälfte der unteren Gliedmaßen
♑ Knie
♒ Unterschenkel (untere Hälfte der unteren Gliedmaßen)
♓ Füße.

Hauptsächlich durch die astral-medizinischen Arbeiten des mittelalterlichen Arabismus sowie später durch die Forschungen englischer und französischer Hermetisten wurde diese eigentlich primitive Zuweisung im Sinne der modernen Gewebe- und Krankheitslehre fruchtbar weitergebildet bis zu den feinsten Details, die aus den gängigen Spezialwerken entnommen werden können.
Bei all dem ist in einem Geburtshoroskop wohl zu beachten, daß ein von keinem Planeten besetztes Feld (Zodiakalzeichen) sich bloß im elektrischen Spannungszustand befindet. Erst die

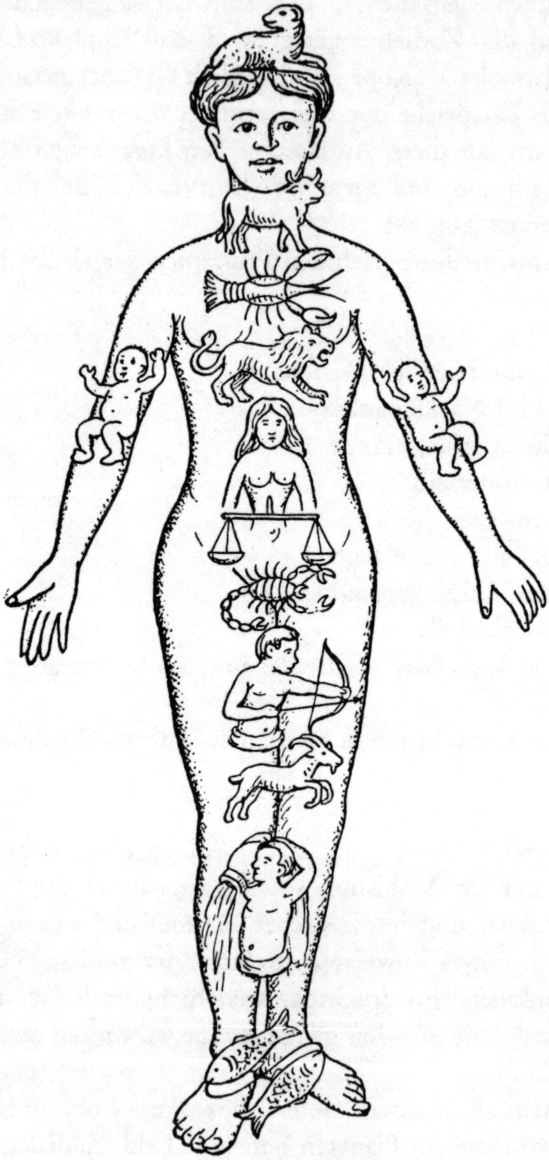

Gegenwart eines Planeten in einem Feld bewirkt das Fließen des elektro-biologischen Stroms gemäß der Natur des Erregers, seiner Färbung durch das Zeichen und der Modifikation durch die Art seiner Bestrahlung (die Aspekte). Dadurch ergibt sich die Aufgabe, die Prinzipien und Wirkungsweisen dieser Erreger zu schildern.

SONNE ☉

Die Sonne (wobei im astrologischen Sinne Sonne und Mond als Planeten bezeichnet werden) – ihrer Urqualität nach »Heiß und Trocken« – kann als das Herz des Sonnensystems angesehen werden und hat ihre mikrokosmische Korrespondenz im menschlichen Herzen. Sie ist also, makro- und mikrokosmisch, das Zentralorgan der Vitalität.

Gute Position und Aspekte der Sonne in der Nativität lassen auf bedeutende Vitalität schließen, die zu günstigen Schlüssen auf Lebensdauer und etwaigen Krankheitsverlauf berechtigen.

MOND ☽

Der Mond – Urqualität »Kalt und Feucht« – ist als Planet des raschesten Umlaufs (etwa 13° täglich) Repräsentant der Verteilung, das heißt der Zirkulation der Körperflüssigkeiten im weitesten Sinne. Er reguliert also auch die Verflüssigung und Assimilation der Nahrung in ihren drei Stadien: Verdauung (Magen), Lymphstrom (Lymphbahnen), Ausscheidung (Sekretion der Ausscheidungs- und der Geschlechtsorgane). Als Repräsentant der bedeutungsvollsten Phasenerscheinungen am Himmel kann er als Leiter aller Perioden des Organismus angesehen werden, hauptsächlich was den Säftewechsel, die Perioden des weiblichen Sexualsystems und den periodischen Ablauf der Krankheitsbilder anbetrifft.

Ungünstige Position und Bestrahlungen des Mondes in der Nativität berechtigen daher zu dem Schluß auf pathogene Störung der Zirkulation, besonders der monatlichen Regel bei der Frau, und auf Unregelmäßigkeiten in der Sekretion. Das linke Auge beim Mann, das rechte Auge bei der Frau werden von vielen astrologischen Schriftstellern auch dem Mond zugeordnet; das rechte Auge beim Mann, das linke Auge bei der Frau, ferner das Gehirn dagegen der Sonne. Die Erfahrung bestätigt jedoch diese nicht leicht zu begründende Zuordnung.

MERKUR ☿

Merkur – nach Kepler der Mond der Sonne –, soweit die Zirkulation im Sonnensystem, das heißt im mentalen Sinne in Betracht kommt, ist mikrokosmisch der Regulator der geistigen Zirkulation, das heißt der Funktion der Nervenkraftströme.
Das Gehirn als Substanz des Zentralorgans untersteht dem Mond, die Funktion des Gehirns und das periphere Nervensystem in seiner Gesamtheit dem Merkur. Geistesstörungen, die auf Substanzveränderungen des Gehirns beruhen, sind hauptsächlich durch Mondeinflüsse zu erklären; ausgesprochene funktionelle Störungen im zentralen und peripheren Nervensystem, Psychosen und Neurosen durch Merkureinflüsse.

VENUS ♀

Venus – Urqualität »Feucht und Warm« –, der der Sonne zugewandte, der Erde nächststehende Planet, repräsentiert das Weibliche im ausgesprochenen Sinne, daher Sinnbild der Fortpflanzung, soweit sie mit der Substanz zu tun hat, und Milderung aller kosmischen Härten.
Anatomisch beherrscht die Venus das Fortpflanzungssystem und die Nieren (Waage) als dessen entwicklungsgeschichtliche

Vorstufe, Hals und Rachen (Stier) und das Venensystem als negativ-weibliche Phase der Blutzirkulation. Bei schlechter Position und Bestrahlung der Venus in der Nativität kann im pathologischen Sinne geschlossen werden, daß sich die Milderungskräfte des weiblichen Prinzips in schädliche erweichende Zustände oder in Fluidalverluste verwandeln dürften, woraus sich auch alle Formen von Zellgewebserweichungen bis zur Zersetzung ergeben können.

MARS ♂

Mars – Urqualität »Heiß und Trocken« – ist als der erste, entgegengesetzt der Erde, der Sonnenseite nahestehende Planet Repräsentant der ausströmenden männlichen und befruchtenden Kraft. Anatomisch ist er Leiter des Kräftereservoirs, das heißt des Muskelgewebes der männlichen Generationsorgane, der Galle (als Korrespondenz des männlichen Zorns). Seine Hitze ist durch die Erdgebundenheit von der liebend ausströmenden Sonnenwärme verschieden, sie ist lokalisiert im Zellgewebe und bewirkt dadurch dessen Entzündung. Haus und Zeichen, die durch Mars besetzt sind, erweisen sich immer als Zentren höchster Aktivität, Energie und Vitalitätssteigerung, daher in jeder Richtung höchst wichtig.

JUPITER ♃

Jupiter – Urqualität »Warm und Feucht«. Zwischen Mars und Saturn mit ihren todbringenden Wirkungen ist der weisheitsvolle Jupiter als das stärkste lebensbereichernde Prinzip des Kosmos eingeschaltet. Seine Wirkungen sind denen der Venus ähnlich, jedoch stärker und im männlichen Sinne. Er leitet daher nicht das Prinzip der weiblichen Fortpflanzung (Wachstum der Art), sondern das Leben und das physische Wachstum des

Einzelindividuums. Er ist zweiter Lebensförderer neben der Sonne, mikrokosmisch entspricht ihm als zweites Lebensorgan die Leber (»Sitz des Lebens«).

In seiner Tendenz zur Lebenssteigerung liegt auch die Tendenz zur Fülle (jovial); er leitet daher alles, was den Organismus zur Fülle bringt oder das Individualwachstum begünstigt, ferner die Ausscheidung von Fett- und Körpergeweben, die Erzeugung des Glycogens und der Leber. Als stärkster Ausdruck des Lebensstroms leitet er den Strom des Blutkreislaufs.

Bei schlechter Position und Bestrahlung bewirkt er pathologisch Hypertrophien aller Art, besonders die fettige Entartung des Zellengewebes, die Störungen in der Verbrennung des Nährzuckers (Zuckerkrankheit) und die Überproduktion von Harnsäure im Blut. Betrachtet man den Krebs im Sinn der neueren pathologischen Schule als krankhaft gesteigertes Zellenwachstum – unrichtiger – versprengter Zellen, so begreift man, daß auch die Krebsleiden* von schlechten Jupiter-Einflüssen herrühren können.

SATURN ♄

Saturn – »Kalt und Trocken« –, der letzte in der Reihe der alten Planeten und am entferntesten vom Urlicht, repräsentiert die polaren Gegensätze der Sonnenwirkung: Finsternis und Trokkenheit, Kälte und Erstarrung. Ihm sind daher im Organismus zugeordnet: das Skelett als Baugerüst des Körpers, die Gelenke als Mittelpunkte der Ossifikation im embryonalen Leben, ferner im pathologischen Sinn alle durch Ausscheidung geformter

* Wenn man sagt, Krebs sei krankhaft gesteigertes Zellenwachstum, so taucht die Frage auf, was bewirkt diese krankhafte Steigerung? Wir wollen hier nur bemerken, daß nach neueren, sehr eingehenden Forschungen kosmische Strahlungen, entweder direkte oder indirekte, durch die Erde reflektiert, dann Bodenstrahlungen als ein krebsverursachender Faktor erkannt wurden. Geniale Forscher auf diesem Gebiet haben derartige Kräfte bereits anerkannt und ausgewertet. Ich nenne bloß den französischen Physiker Lakhovsky und den deutschen Freiherrn von Pohl.

erstarrter Materie bedingten Zustände wie Gicht, Rheumatismus, Harn-, Nieren- und Gallensteine. Infolge seines Ringsystems und seiner vielen Monde repräsentiert er symbolisch die Zeit und beherrscht daher das Organ des Zeitsinnes – das Ohr. Aus demselben Grund unterstehen ihm alle langwierigen, tiefliegenden, schleichenden chronischen Krankheiten.

URANUS ⛢ und NEPTUN ♆

Was Uranus und Neptun, die beiden ersten Töne der transsaturninen Skala, betrifft, so sind unsere einschlägigen Kenntnisse, an dem fünftausendjährigen Inventar der klassischen Astrologie gemessen, imgrunde genommen unzulänglich. Das wenige bisher über diese beiden Planeten Mitgeteilte scheint mir eher aufgrund von Analogieschlüssen als durch systematische empirische Arbeit gewonnen worden zu sein. Immerhin gebe ich der Vollständigkeit halber nachstehend eine Auslese aus neueren Autoren:
Uranus beeinflußt stark das Zentralnervensystem, die Gehirnhäute, das Rückenmark, den »Nervenäther« und die Kilnersche »innere Aura«. Versteckte Krankheitsformen, die hauptsächlich mit dem Nervenleben und seinen psychischen Kräften verbunden und schwer erforschbar sind, unterstehen diesem Planeten.

Die Neptun-Krankheiten sind in der Hauptsache überphysischen Ursprungs und drücken sich physisch unter verschiedenen Symptomen oder Begleiterscheinungen aus: Schlafsucht, Lethargie, Ekstase, Betäubungszustände des Gehirns durch Narkose, Gifte; ferner Katalepsie, krankhafte Vorliebe für Medikamente und Rauschgifte wie Opium, Morphium, Haschisch, Kokain, aber auch für Alkohol-Geistesstörungen, Wahnideen, Halluzinationen, Somnambulismus, hypnotische und spiritistische Mediumität.

Wir haben bisher die kosmischen Prinzipien (Planeten) als Krankheitserreger nach ihren qualitativen Wirkungen betrachtet und müssen jetzt die Macht dieser Erregung quantitativ feststellen.

Dies geschieht mittels des von der klassischen Astrologie übernommenen Begriffs der Stärke.

Der Einfluß, den das Zodiakal-Zeichen, die Aspekte, die mundanen Positionen in gewissen Häusern sowie auch einige Beziehungen der Planeten zu bestimmten Fixsternen hervorrufen, haben die Meister der Astrologie, besonders die astrologisch geschulten arabischen Ärzte des Mittelalters, aufgrund rein empirischer Beobachtungen in bestimmter quantitativer Weise auszudrücken gelehrt. Der Vorgang bestand hauptsächlich darin, daß jeder solche Einfluß einen positiven oder negativen Skalenwert erhielt, wobei schließlich alle diese planetarischen Werte algebraisch summiert wurden.

So bedeutet beispielsweise ein Sextil (⚹) des Jupiter zu einem Planeten für diesen den Zahlenwert + 3, während die Konjunktion (☌) desselben Planeten mit dem Fixstern Regulus im Löwen die Zahl + 5 erhielt. Ähnliche Zahlenunterschiede ergeben die verschiedenen mundanen und zodiakalen Positionen und die öfter unterschätzten Rezeptionen. Man erhält schließlich die ganze Nativität auch in einer quantitativen Synthese und kann über den günstigen oder ungünstigen Einfluß jedes Planeten zahlenmäßig sprechen. Die Nativität erscheint als eine große chemische Verbindung, in der die Planeten die einzelnen Moleküle und die errechenbaren Planetenstärken die Verbindungszahlen dieses Molekular-Komplexes darstellen.

Eine Fortbildung dieses Gedankens hat der Astrologe DÄATH in seinem vortrefflichen Werk »Medical-Astrology« (1914) versucht. Er denkt die Wirkung des Chemismus zu Ende und gelangt daher folgerichtig zu einem Molekülkern mit seinen Valenzkräften. Eine positive Stärke des Planeten in früherem

Sinn nennt er anabolisch (lebensverstärkend), eine negative Stärke des Planeten katabolisch (lebenszerstörend). Als solche Molekularkerne betrachtet er einerseits Sonne, Mond und Aszendent, andererseits die Zodiakal-Orte der sogenannten »Übeltäter« Mars, Saturn, Uranus.
Über die näheren Einzelheiten dieses Verfahrens, besonders die Abschätzung der Planetenstärken sei nochmals auf das obengenannte Werk von Däath selbst verwiesen. Diese Methode erscheint auf den ersten Blick komplizierter als das Verfahren anderer neuer Autoren, die in der Hauptsache aus der Position und Bestrahlung von Sonne, Mond und Aszendent ihre Diagnose stellen. Bei dieser letzten Methode bleibt jedoch auch für den gründlichen Astrologen immer noch die Entscheidung zwischen mehreren Möglichkeiten. Welche dieser Möglichkeiten wirklich zutrifft, wird jeder astrologisch gebildete praktische Arzt aufgrund seiner spezifisch diagnostischen Hilfsmittel leicht entscheiden.
Daraus dürfte zur Genüge klar werden, daß man die *Einsicht des praktischen Arztes* und die *Weisheit des gründlichen Astrologen* besitzen muß, um aus der Astrodiagnose praktischen Nutzen zu ziehen.

Ich halte einen Großteil meiner Aufgabe für erfüllt, wenn es mir gelungen ist zu zeigen, daß es nicht genügt, sich mit einer Ephemeride und einem gespitzten Bleistift zu bewaffnen, um mit diesem »Rüstzeug« einen chronisch Kranken in einer Viertelstunde gesund zu machen. Vergessen wir nicht, daß nach den Aussprüchen der großen Ärzte wie Hippokrates und Boerhave die Medizin nicht eine Wissenschaft, sondern eine Kunst ist. Das gleiche gilt auch von der astrologischen Mitwirkung, wie Ptolemäus und Morinus lehren.
Kunst aber kann nicht gelernt werden. Zu lernen, wie man ein Raffael oder ein Mozart wird, ist bisher nicht erfunden worden.

Gilt dies auch für die Medizin und für die Astrodiagnose, wie wir gesehen haben, so dürfte ich mich der Verpflichtung entbunden halten, auf wenigen Druckseiten Astrodiagnostiker und Astrotherapeuten zu erziehen. Das mindeste, was verlangt werden muß, ist gründliches Studium der guten neueren Autoren und der klassischen Spezialwerke. Denn wie jemand es unternehmen kann, ohne PARACELSUS-Forschung astralmedizinisch Hervorragendes leisten zu wollen, wird mir immer ein Rätsel bleiben.

Um aber dem Leser einiges Vertrauen zur astralmedizinischen Methode zu geben, führe ich einige Zitate besonders populär schreibender neuerer Autoren an, die selbst dem astrologischen Anfänger immerhin einige Schlüsse ermöglichen.

Krankheiterregende Einflüsse der zwölf Tierkreiszeichen

♈ Widder beherrscht den Kopf, die Gehirn-Hemisphäre, die verschiedenen Organe innerhalb des Schädels und die Augen. Die Nase jedoch wird vom Skorpion beherrscht.
Somit wird jede Verletzung im Widder auf den Kopf zurückwirken, Kopfschmerzen, Neuralgien, Koma- und Trancezustände beeinflussen, Krankheiten des Gehirns und dessen Hemisphäre bringen.

♉ Stier regelt den Nacken, Hals, Gaumen, Kehlkopf und Mandeln, Ohren und die Hinterhauptregion.
Das Kleinhirn steht gleichfalls unter der Herrschaft des Stieres, sowie der Atlas, Halswirbel, Kopfschlagader, Drosselvene am Hals und gewisse kleinere Blutgefäße.
Die Krankheiten, die dieser Region unterliegen, sind Kropf, Diphtherie (Rachenbräune und Krupp) und Schlagfluß. Da jedes Zeichen auf das gegenüberstehende Zeichen wirkt, so werden Verletzungen im Stier auch Geschlechtskrankheiten, Verstopfung und unregelmäßige Monatsregel hervorrufen. (Man beachte diese allgemeine Regel auch für die anderen Tierkreiszeichen.)

♊ Zwillinge beherrschen die Arme, Hände, Schultern, Lungen, die Thymusdrüse und die oberen Rippen. Hervorgerufen werden in den Zwillingen Lungenkrankheiten, Lungenentzündung, Brustfellentzündung, Luftröhrenkatarrh, Asthma und Herzbeutelentzündung.

♋ Krebs regelt Magen, Zwerchfell, die unteren Lungenlappen, die oberen Lappen der Leber, Brust und Milchdrüsen, Brustkorbkanal.
Verletzungen des Krebses verursachen Verdauungsstörun-

gen, Blähungen, Husten, Schlucken, Wassersucht, Trübsinn, Hysterie; Gallensteine und Gelbsucht.

♌ Löwe regelt das Herz, den Rücken und die Wirbelsäule und die Körperschlagader. Der Löwe verursacht somit Würgen verschluckter Sachen, Herzklopfen, Ohnmachten, Herzerweiterung, Rückenmarksentzündung, Krümmung der Wirbelsäule; auch Arteriosklerose, Herzbräune, auch Angina pectoris genannt. (Anmerkung: Schmerzanfall hinter dem Brustbein, mit Todesangst verbunden, organisch durch Sklerose der Kranzarterien, funktionell bei Nervosität, Hysterie, Nikotinvergiftung.) Ferner Hyperämie (Blutüberfülle einer Körperstelle), Blutarmut und Eiweißverlust des Blutplasmas.

♍ Jungfrau beherrscht die Bauchregion, die Gedärme, die unteren Leberlappen, Bauchspeicheldrüse und Milz. Daher durch Jungfrau Neigung zu Erkrankungen an Bauchfellentzündung, Bandwurm, Unterernährung, Unterbrechung der Säfteausscheidung, Typhus, Cholera und Blinddarmentzündung oder Appendicitis.

♎ Waage regelt die Nierenfunktion und das Gefäßnervensystem der Haut. Die Waage erzeugt entweder Harnvermehrung oder dessen Zurückhaltung, Entzündung des Harnleiters, der die Nieren mit der Blase verbindet, Brightsche Krankheit, Hexenschuß, Flechten und andere Hautkrankheiten, auch Mangelerscheinungen durch Unterernährung.

♏ Skorpion regelt die Blase, Harnröhre und Geschlechtsorgane im allgemeinen, auch den Mastdarm mit dem absteigenden Teil des Dickdarmes, den Beugemuskel, die Vorsteherdrüse und die Nasenknochen. Skorpion erzeugt also Nasenkatarrh, Drüsenerkrankungen und Polypen. Krankheiten der Gebärmutter und Eierstöcke, ferner verschiedene Geschlechtskrankheiten, Striktur (Verengung) oder Vergrößerung der Vorsteherdrüse, unregelmäßige Monatsregel, Scheidenkatarrh, Harngrieß und Nierensteine. (Man beachte hier den Zusammenhang der Nase mit den Geschlechtsorganen.)

♐ Schütze beherrscht die Hüften und Schenkel, den Oberschenkelknochen, das Darmbein, die Adern (Arterien und Venen), den Ischiasnerv. Der Schütze beeinflußt Gleichgewichtsstörungen, Ischias, Rheumatismus und Hüftenerkrankung. In der Opposition beeinflußt er Lungenstörungen. Es darf nicht unerwähnt bleiben, daß im Schützen auch Neigung zu Knochenbrüchen besteht.

♑ Steinbock beherrscht das Knie und die Haut und wirkt zurück auf den Magen, der vom gegenüberliegenden Zeichen Krebs geregelt wird. Er erzeugt Ausschlag und andere Hautkrankheiten wie Rose (Wund- oder Gürtelrose), Aussatz und Verdauungsstörungen.

♒ Wassermann beherrscht die Knöchel und die Glieder von den Knien bis zu den Knöcheln. Als Reflex im gegenüberliegenden Zeichen Löwe erzeugt er Krampfadern, Verstauchungen, Unregelmäßigkeit der Herztätigkeit und Wassersucht.

♓ Fische regelt die Füße und Zehen, als Reflex die Bauchregion durch die Jungfrau, möglich sind auch Verunstaltungen der Füße, Darmkrankheiten und Wassersucht. Hang zum Trinken narkotischer Mittel, und damit zum Delirium tremens. Manchmal als sekundäre Erscheinung Schwindsucht, verursacht durch Erkältung (z. B. kalte Füße).

Sonne im Widder verletzt, gibt eine Neigung zum Verlust der Sprache oder Identität auf cerebral krankhafter Grundlage, Gehirnfieber, Gehirnblutung, Gehirnhaut- und Rückenmarkshautentzündung. Blutleere oder Blutandrang zum Kopf, Ohnmachten und Kopfschmerzen.

Sonne im Stier erzeugt Angina (Mandelentzündung), Diphtheritis, Nasenpolypen. Indes Plejaden im 20. Grad Stier: Augenleiden.

Sonne in den Zwillingen gibt Bronchitis, Pleuritis (Brustfellentzündung), Rippenfellentzündung, Auswurf der Lungen, aber auch Stillstand der Tuberkulose.

Sonne im Krebs veranlaßt zu Blutleere, Wassersucht, gastrischem Fieber, Verdauungsstörungen.

Sonne im Löwen gibt eine Tendenz zu Herzklopfen, Rückenschmerzen, Wirbelverletzung; Fixstern Esel im 6. Grad Löwe: Augenverletzung.

Sonne in der Jungfrau neigt zu Typhus, Bauchfellentzündung, Ruhr, Darmkatarrh.

Sonne in der Waage zeigt eine Neigung für Nierenentzündung, Hautausschlag durch überhitztes Blut. Saturn regelt die Haut; in der Waage ist der Planet in seiner Erhöhung.

Sonne im Skorpion bringt Beschwerden von Kalk- und Steinbildung, Krankheiten der Harn- und Geschlechtsorgane, monatlichen Regel, Gebärmutter- und Eierstockstörungen.

Sonne im Schützen verletzt, gibt Ischias, Lähmung der Glieder, Lungenerkrankung. Sonne beim Fixstern Antares, 8 Grad Schütze, von schlechten Planeten bedroht, gibt Gefahr für die Augen.

Sonne im Steinbock zeigt eine Tendenz für Rheumatismus, Verdauungsstörungen und Hautkrankheiten.

Sonne im Wassermann gibt Krampfadern, Wassersucht, Herzklopfen und schlechte Blutzirkulation.

Sonne in den Fischen gibt gelegentlich Neigung zu Fußschweiß, Typhus, Darmstörungen.

Krankheitsbezug der Venus ♀

Venus im Widder gibt Erkältung des Kopfes, Verschleimung. In Wechselwirkung zur Waage: Blutüberfüllung der Nieren.

Venus im Stier: Schmerzen am Hinterhaupt, (Mumps), Kropf, Mandelentzündung, Schwellungen von Hals und Kehle. Rückwirkend von Skorpion auch Neigung zu Geschlechtskrankheiten.

Venus in den Zwillingen gibt Blutkrankheiten, Lungenschwäche, Nabelgeschwüre, Warzen und Wassersucht.

Venus im Krebs bringt Magenerweiterung, Magengeschwüre und Übelkeiten.

Venus im Löwen: Krankheit des Rückgrats, Rückenschmerzen und Herzerweiterung.

Venus in der Jungfrau zeigt geschwächte Darmbewegung und -Geschwüre, Bandwurm und andere Wurmkrankheiten, namentlich bei Kindern.

Venus in der Waage gibt Veranlassung zu Harnvergiftung, Eiweißharnen, Weißblütigkeit (Leukämie), krankhafte Harnausscheidung durch Schrumpfniere. In Wechselwirkung zum Widder noch Kopfschmerzen.

Venus im Skorpion gibt gern Schafblattern, Gebärmuttersenkung oder Geschwülste (Myome), Frauenleiden und Menstruationsschmerzen. In Wechselwirkung zum Stier: Halsleiden.

Venus im Schützen gibt Geschwülste, Schwellungen und ähnliche Erkrankungen in den Hüften, durch die Opposition zu den Zwillingen: Luftröhren- und Lungenentzündung.

Venus im Steinbock zeigt auch Gicht in den Gliedern, durch den Krebs: Erbrechen, Seekrankheit, Verdauungsstörungen.

Venus im Wassermann gibt Krampfadern und durch den Löwen Herzstörungen.

Venus in den Fischen gibt empfindliche Füße, Frostbeulen an den Füßen und Händen, Gicht. In Verbindung zur Jungfrau: Darmgeschwüre und Bauchkrankheiten.

Krankheitsbezug des Merkur ☿

Merkur im Widder zeigt durch grippalen Infekt hervorgerufene Gehirnentzündung (Enzephalitis) an, Kopfschmerzen nervöser Art, Neuralgien, Schwindelanfälle, durch den Einfluß der Waage: Hexenschuß, nervöse Störungen der Nierenfunktion.

Merkur im Stier gibt Stottern, Heiserkeit, Taubheit, durch den Skorpion: nervöse Reizbarkeit der Geschlechtsorgane.

Merkur in den Zwillingen: Gicht in den Armen und Schultern, Bronchitis, Asthma, Pulsaussetzen mit Erstickungsgefahr, Rippenfellentzündung. Durch den Schützen: Nervenschmerzen in den Hüften.

Merkur im Krebs: Gefäßentzündung, Blähsucht, nervöse Verdauungsbeschwerden und Trunksucht.

Merkur im Löwen bringt Rückenschmerzen, Ohnmachten, Herzklopfen.

Merkur in der Jungfrau: Blähsucht, Windkolik, Kurzatmigkeit, nervöse Schwäche.

Merkur in der Waage: Harnverhaltung, Nierenkolik, Hexenschuß, Kreuzweh. In Wechselwirkung zum Widder: Schwindelanfälle, nervöses Kopfweh und Augenerkrankung.

Merkur im Skorpion: Schmerzen in Blase und Intimorganen. Rückwirkung zum Stier gibt Stottern, Heiserkeit und Taubheit.

Merkur im Schützen: Schmerzen in den Hüften und Schenkeln. Verbunden mit den Zwillingen: Husten, Asthma, Lungenschwindsucht.

Merkur im Steinbock: Rheumatismus in den Knien, Rückenschmerzen, Hautkrankheiten, Melancholie. Verbunden mit Krebs als Oppositionszeichen: nervöse Verdauung, Blähungen.

Merkur im Wassermann gibt fliegende oder nagende Schmerzen im ganzen Körper, Krampfadern, schlechte Blutzusammensetzung. Durch den Löwen: Herzneurose und Herzklopfen.

Merkur in den Fischen zeigt eine Tendenz für Gicht in den Füßen, diese sind empfindlich und Krämpfen ausgesetzt. Beeinflußt von der Jungfrau: allgemeine Schwächezustände, Müdigkeit, Niedergeschlagenheit, manchmal auch Taubheit und Tuberkulose.

Krankheitsbezug des Mondes ☽

Mond im Widder zeigt eine Tendenz zu Schlaflosigkeit, Kopfschmerz, schwachen Augen, Schlafsucht.

Mond im Stier gibt Halsentzündung. Wenn bei 29 Grad Stier bei den Plejaden, gleichzeitig verletzt vom Saturn, Mars und Uranus oder Neptun, besteht Gefahr für die Augen. Rückwirkend zum Skorpion zeigen sich Funktionsstörungen der Geschlechtsorgane.

Mond in den Zwillingen gibt Lungenkatarrh, Asthma, Bronchitis, Lungenentzündung, ferner Rheumatismus in den Armen und Schultern.

Mond im Krebs veranlaßt Magenkrebs, Wassersucht, Fettsucht, Aufgedunsenheit, Epilepsie und Verdauungskrankheiten.

Mond im Löwen zeigt auf Rückenschmerz, schlechte Blutzirkulation, Krämpfe und Herzzustände, wenn im 6. Grad Löwe, dann gefährdetes Augenlicht.

Mond in der Jungfrau: Störungen der Darmtätigkeit, Darmgeschwüre, Durchfall, Bauchfellentzündung.

Mond in der Waage weist auf Nierenbeckeneiterung, Harnvergiftung (Urämie). Durch den Widder: Schlaflosigkeit oder Kopfschmerzen.

Mond im Skorpion gibt unregelmäßige monatliche Perioden, Blasenleiden, Hodenbruch und anderweitige Krankheitserscheinungen in den Intim-Organen; durch den Stier auch Halsleiden.

Mond im Schützen tendiert zu Bluterkrankungen und Hüftenerkrankung sowie Oberschenkelbruch. In Verbindung mit den Zwillingen: Asthma.

Mond im Steinbock zeigt Neigung zu Gelenkrheumatismus, Mangel an Gelenkschmiere. Hautausschlägen und im Sternzeichen Krebs Verdauungsstörungen.

Mond im Wassermann weist auf Krampfadern hin, Beingeschwüre, Wassersucht, und als Opposition zum Löwen Hysterie, Ohnmachten und Herzleiden.

Mond in den Fischen gibt Hang zu Trunksucht, Narkotikas, Drogen, Fußleiden, und in Wechselwirkung zur Jungfrau verschiedene Formen von Darmleiden.

Krankheitsbezug des Saturn ♄

Saturn im Widder bringt Kopfweh, Erkältungen, Taubheit, Blutleere im Gehirn, Ohnmachten, Zerstörung der Zähne; durch die Waage auch Nierenleiden.

Saturn im Stier gibt Diphtheritis, Hals-Angina (Mandelentzündung), Ziegenpeter (Mumps), Kropf, Zerstörung (Karies) der unteren Zähne, Erstickung. Durch die Einwirkung von Skorpion: Verstopfung und ähnliche Darmfunktionsstörungen.

Saturn in den Zwillingen gibt Rheumatismus in den Armen und Schultern, Luftröhrenentzündung, Schwindsucht, Asthma, und durch den Schützen: Ischias und Hüfterkrankung.

Saturn im Krebs, Magengeschwüre, Krebsleiden, Eiterung, Verdauungsstörungen, Seekrankheit, Sodbrennen, Skorbut. Gelbsucht, Gallensteine, Blutarmut.

Saturn im Löwen: Rückgratverkrümmung, Herz-Muskelschwäche, Wirbelsäulenschwäche, Adernverkalkung und Erkrankung von Gehirn und Rückenmark (Multiple Sklerose).

Saturn in der Jungfrau schwächt die Darmtätigkeit, Durchgangsstauungen in Blinddarm, Dünndarm und Dickdarm, auch Entzündung des Wurmfortsatzes.

Saturn in der Waage tendiert zu Gleichgewichtsstörungen, Nierensteinen, Harngrieß, Nierenbeckenentzündung, Harnverhaltung. Durch den Widder: Kopfschmerzen, Zahnschmerzen und ähnliches.

Saturn im Skorpion bringt Unfruchtbarkeit, Ausbleiben der monatlichen Regel, Verstopfung, Hämorrhoiden. In Verbindung mit dem Stier: Nasenkatarrh, Heiserkeit und sonstige Halsleiden, Müdigkeit.

Saturn im Schützen neigt zu Unfallsfolgen wie Quetschungen der Hüften und Schenkel, Ischias, Gicht, Hüfterkrankungen. In Verbindung mit den Zwillingen: Bronchitis, Tuberkulose.

Saturn im Steinbock, Gelenkrheumatismus, Flechten, Rose, Röteln. In Verbindung zum Sternzeichen Krebs: Gelbsucht und Gallensteine.

Saturn im Wassermann: Schwache Fußknöchel mit Verstauchungsgefahr. Durch den Löwen: Rückgratverkrümmung, Erkrankungen des Rückens, des Herzens und der Blutgefäße. Chronische Bronchitis.

Saturn in den Fischen gibt kalte Füße, Rheumatismus, Frostbeulen, Tuberkulose als Folge kalter und nasser Füße (Kälteinfektion). Wassersucht in Verbindung zur Jungfrau.

Krankheitsbezug des Jupiter ♃

Jupiter im Widder zeigt eine Tendenz zu Schwindelanfällen, Blutandrang zum Gehirn, Schlafsucht, Ohnmachten, Adernverschluß, Geschwüre am oberen Gaumen. Durch die Waage: Zuckerkrankheit und schlechte Nierenfunktion.

Jupiter im Stier tendiert zu Freßsucht mit Füllegefühl und Gefahr von Schlagfluß, Ringwurm, Karbunkel, ferner Entzündung der Gaumenmandeln (Angina). In Verbindung zum Skorpion: Katarrh und Nasenbluten.

Jupiter in den Zwillingen: Blutandrang zu den Lungen (Lungenödem), Lungeninfarkt (Embolie). Durch den Schützen: Knochenbruch, Gicht, Rheumatismus in Hüften und Schenkeln.

Jupiter im Krebs: Freßsucht mit Magenerweiterung, Gelbsucht, Lebererkrankung, Wassersucht. Durch den Steinbock: Hautunreinigkeiten.

Jupiter im Löwen: Gefährdet durch Schlaganfall, Fettherz, schwache Herzklappen. Der Kreislauf tendiert entweder zur Verlangsamung oder im Gegenteil wegen Fieberanfälligkeit zur Erhöhung, geschwollene Fußknöchel.

Jupiter in der Jungfrau gibt Leberschwellung, u. U. Leberzirrhose und Gelbsucht.

Jupiter in der Waage: Melancholie infolge von Nierenbeckeneiterung, gehemmte Ausscheidungen. Zuckerkrankheit, Hautausschlag durch mangelhafte Nierentätigkeit, Blutandrang zum Gehirn, Schwindelanfälle, Bewußtseinsstörungen.

Jupiter im Skorpion gibt vergrößerte Vorsteherdrüse. Schwellungen und Geschwülste in der Gebärmutter, Wassersucht, Überschuß an Harnsalzen, Harnzwang. Durch den Stier: Nasenbluten und Neigung zu Schlaganfall.

Jupiter im Schützen zeigt wieder Rheumatismus und Gicht, Lungeninfarkt (Embolie) und schlechtes Blut.

Jupiter im Steinbock tend. zu Hautkrankheiten, Verdauungsstörungen, Wassersucht, Gelbsucht, fettige Entartung der Leber.

Jupiter im Wassermann: Geschwollene Füße, Angstgefühle und Schlagfluß.

Jupiter in den Fischen: Geschwollene Beine, Lebervergrößerung, Darmgeschwüre, Gelbsucht.

Krankheitsbezug des Mars ♂

Mars im Widder gibt Sonnenstich, Blutandrang zum Gehirn, Gehirnentzündung, Delirium, fliegende Schmerzen im Kopf,

Kopfwunden, Schlaflosigkeit; durch die Waage: Nierenbeckenentzündung.

Mars im Stier bringt Ziegenpeter (Mumps), vergrößerte entzündete Mandeln, Erstickung, Diphtheritis, Polypen, Nasenbluten, Kropf, Kehlkopfentzündung. In Wechselwirkung zum Skorpion: zu starke Monatsregel, Harnverhaltung, Vergrößerung der Vorsteherdrüse, venerische Geschwüre.

Mars in den Zwillingen bringt Lungenerkrankung, Bronchitis, Husten, Wunden oder Knochenbruch an den Armen und Händen. Durch den Schützen: Bruch des Oberschenkelknochens und Ischias.

Mars im Krebs gibt Wochenbettfieber, Magenentzündung und Geschwüre.

Mars im Löwen: Muskelrheumatismus im Rücken, erhöhter Blutdruck (Hypertonie), Herzerweiterung und Herzangst (Angst-Enge-Angina), Erstickung, Atemnot, Ohnmachten, Herzbeutelentzündung.

Mars in der Jungfrau bringt Typhus, Darmentzündung, Bauchfellentzündung, Wurmkrankheiten, Durchfall, Cholera, Leistenbruch und Blinddarmentzündung.

Mars in der Waage gibt Nierenbeckenentzündung, Harnfluß, Nierensteine. Durch den Widder: Sonnenstich, Gehirnentzündung, Kopfschmerzen.

Mars im Skorpion: Zu starke Monatsregel, Harngrieß und Nierensteine, Eierstockentzündung mit Infektion der Gebärmutter durch vereiterte Myome und der weiblichen Scheide. Vergrößerung der Vorsteherdrüse, venerische Geschwüre, Hämorrhoiden. Durch den Stier: Mandelentzündung und Nasenbluten.

Mars im Schützen: Lageveränderung und Bruch von Oberschenkelknochen, Ischias, Bronchitis, Husten und Lungenkrankheiten.

Mars im Steinbock gibt Karbunkel, Pocken (Wasserblattern,

Schafblattern), Masern, Hautkrebs und andere Hautkrankheiten wie z. B. Lupus (Hauttuberkulose); Magenschwäche und Magengeschwüre.

Mars im Wassermann weist auf Krampfadern hin, Blutvergiftung (Sepsis), Beinbruch, Herzerkrankung (Herzangst), Ohnmachten, erhöhter Blutdruck.

Mars in den Fischen gefährdet durch Unglücksfall und Verletzung der Füße. Hühneraugen, Frostbeulen, Fußschweiß, Durchfall, Darm-Entzündung.

Krankheitsbezug des Uranus ♅

sind stets sonderbarer, ungewöhnlicher und plötzlicher Art, besonders wenn er über das 6. Haus herrscht. Seine Wirkung:

Uranus im Widder zeigt krampfartige Schmerzen im Kopf. Entzündung der Gehirnhaut (Meningitis). Lähmung der Gesichtsnerven.

Uranus im Stier, Krankheit der Stimmbänder und der Nerven im Kehlkopf.

Uranus in den Zwillingen gibt Krämpfe in den Armen und Schultern, Asthma.

Uranus im Krebs: Magenkrämpfe, Magenkrebs, Sinnestäuschung.

Uranus im Löwen: Herzkrämpfe, Aussetzen der Herztätigkeit oder plötzlicher Tod.

Uranus in der Jungfrau: Krämpfe in den Eingeweiden und Blähungen.

Uranus in der Waage: Nierenerkrankung, Krämpfe in den Lenden.

Uranus im Skorpion: Blasenkrämpfe, Krebsbildung an den Geschlechtsorganen und anderweitige Erkrankungen der Gebärmutter.

Uranus im Schützen: Krämpfe in den Hüften und Schenkeln. Ischias.

Uranus im Steinbock: Unförmigkeit der Knie, mit krampfartigen Schmerzen verbunden.
Uranus im Wassermann: Hysterie, Nervenstörungen, Krämpfe in den Fußknöcheln.
Uranus in den Fischen: Neigung zu Fußschweiß, Frostbeulen, Krampf der Füße und Zehen.

Krankheitsbezug des Neptun ♆

Der Neptun gibt mehr ungewöhnliche Erscheinungen psychischer Art. Er führt zum Mißbrauch von Betäubungs- und Schlafmitteln, Opiaten und Drogen. Er beeinflußt zu starkem Rauchen und anderen Unmäßigkeiten (Verhaltensmißbräuchen). Neptun hat auch Dämonengewalt. Zwangsvorstellungen und andere Nervenerkrankungen.

Wenn sein Einfluß das 6. Haus verletzt, den Hyleg oder Aszendenten, ist besondere Vorsicht geboten, auch da, wo er eines der zwölf Tierkreiszeichen beherrscht.

Neptun im Widder gibt Besessenheit, Kurzsichtigkeit und Bindehautentzündung der Augen. Gehirnerkrankungen und Täuschungen.
Neptun im Stier: Augenerkrankung, Wundfäulnis im Halse. Mundfäule.
Neptun in den Zwillingen: Schwindsucht, Abmagerung, Krebs.
Neptun im Krebs: Schwermut, Chronische Trunksucht.
Neptun im Löwen: Stillstand der Herztätigkeit durch Betäubungsmittel.
Neptun in der Jungfrau: Bauchtuberkulose, Unterernährung.
Neptun in der Waage: Wassersucht.
Neptun im Skorpion: Geschlechtskrankheiten, Besessenheit.
Neptun im Schützen erzeugt Nervenerkrankung.
Neptun im Steinbock: Hautkrankheiten, Lepra, also Aussatz auf chronisch-bazillärer Infektion der Haut fußend.

Neptun im Wassermann: Besessenheit. Nervöse Störungen.
Neptun in den Fischen: Krankheiten im Flüssigkeitssystem, Wassersucht, Besessenheit.

Neptun kann auch Tobsucht hervorrufen und religiösen Wahnsinn, wenn er vom Merkur schlecht bestrahlt ist. Hypnotischen Schlaf. Tropische Schlafkrankheit, Trancezustände. Starrkrampf. Religiöse Ekstase. Geistererscheinungen. Scheintod. In Verbindung mit Trunksucht im Delirium tremens Verfolgungswahn durch Dämonen. Neptun wird dann mit Merkur in wäßrigen Zeichen stehen, hauptsächlich im Krebs und in den Fischen. Krankhaftes, abnormes oder »anormales« Geschlechtsempfinden wird sich zeigen, wenn Neptun im Skorpion steht, einem Geschlechtszeichen. Heranwachsende Kinder mit Neptun Opposition Uranus sollten von Erziehern überwacht werden, damit die Keuschheit nicht leidet. Neptun schlecht mit Jupiter und Saturn aspektiert, erzeugt leicht Wahnsinn. Neptun mit Mars im Widder, verletzt von Uranus und Mond im Krebs, tendiert zu periodischem Wahnsinn oder zu Verrücktheit.

Die drei Lebenszentren und einige daraus abgeleitete diagnostische Ergebnisse einfachster Art

Die sogenannten »lebenswichtigen« Punkte oder Lebenszeichen des Horoskops, aus deren Beschaffenheit Schlüsse auf Krankheit, Lebensdauer und Todesart gezogen werden können, sind Sonne, Mond und Aszendent. Nach ALAN LEOS theosophischer Auffassung, die wir nachstehend aus seinem Werk »How to judge a nativity« gekürzt wiedergeben, repräsentiert der Aszendent einer Nativität den physischen Leib, der Mond den Ätherleib und die Sonne die Lebensenergie (Prana).

Wenn diese drei Lebenszentren nach Position und Aspekten in einer Nativität stark stehen, kann man unbedingt auf Gesundheit und langes Leben schließen. Ist dagegen einer dieser drei lebenswichtigen Punkte schlecht bestrahlt, besonders durch einen »Übeltäter« oder den Herrn des vierten, achten oder zwölften Hauses, so läßt dies darauf schließen, daß Krankheiten der durch den verletzenden Planeten angezeigten Art zu irgendeiner Zeit des Lebens zu gewärtigen sind. Die durch den Planeten als »Erreger« hervorgerufenen Krankheiten habe ich im vorigen Abschnitt eingehend erwähnt, ebenso die Modifikationen oder näheren Bestimmungen, die sich aus dem Zodiakalzeichen ergeben, in dem sich der Erreger befindet. Die auf ihn von anderen Planeten geworfenen Aspekte enthält jedes elementare Werk über medizinische Astrologie.

Der Ausbruch der Krankheit läßt sich zeitlich aus den primären Direktionen in Verbindung mit den entsprechenden Transiten meist recht genau bestimmen. Die Schwere der Verletzung des betreffenden Lebenszentrums wird im entsprechenden Verhältnis zur Schwere der Krankheit stehen. Ist die Sonne verletzt, dann wird der Fluß der Lebensenergie gehemmt oder zerstört, je nach der Natur des verletzenden Planeten und des Zeichens, in dem er sich befindet.

Die Verletzung des Mondes deutet auf gewisse abnorme Zustände des Ätherleibes – des Trägers und Übermittlers der Lebenskraft –, die in einer bestimmten, durch Direktionen (wie bei der Sonne) ermittelbaren Zeit Krankheiten hervorrufen werden. Ich meine hier primäre Direktionen und Transite, die an Sicherheit der Vorhersage ihrer Wirkung die leicht berechenbaren sekundären Direktionen weit übertreffen.

Ist der Aszendent verletzt, wird die Gesundheit auch leiden und zwar entsprechend der Verletzung des aufgehenden Zeichens. (Die mit jedem der aufgehenden Zeichen zusammenhängenden pathologischen Störungen sind den Elementarwerken über Astrologie oder medizinische Astrologie zu entnehmen.) Der bei Verletzung der Lebenszentren in Mitleidenschaft gezogene Teil des Organismus wird angedeutet entweder durch das Zeichen und Haus, in dem sich das verletzte Lebenszentrum befindet, oder durch den vom verletzten Lebenszentrum beherrschten Körperteil. Welche davon zur Gewißheit werden muß, dürfte der praktische Arzt am besten entscheiden können. Der durch das verletzte Zentrum angezeigte Teil des Organismus wird fast immer mehr oder weniger in Mitleidenschaft gezogen werden. Wenn zum Beispiel Mond in Opposition mit Saturn ist, dürften darunter die Verdauungsfunktionen leiden, ganz unabhängig von der Position des Mondes in der Nativität. Wenn man aber entscheiden soll, ob auch Krankheiten zu gewärtigen sind, die mit dem Zeichen oder Haus des Mondes in Zusammenhang stehen und welche dieser Krankheiten auftreten wird, so ist die Antwort nicht leicht zu geben. Manchmal kann man aus verschiedenen Teilen der Nativität einige Anhaltspunkte finden, die alle auf dieselbe Krankheit hinweisen. Für jeden Körperteil gibt es aber mehrere Indikatoren, und man muß deren gute und böse Anzeichen entsprechend abwägen und synthetisch zusammenfassen, was nur dem erfahrenen, gründlich geschulten Astrologen gelingen wird.

Der Hyleg

Der Hyleg ist jener Punkt der Nativität, von dem Gesundheit und Lebensdauer am meisten abhängen. Die ältesten und bewährtesten Regeln über den als Hyleg zu bezeichnenden Punkt hat Ptolemäus gegeben. Nach ihm sind die hylegialen Orte im großen ganzen das erste, siebente, neunte, zehnte und elfte Haus. Wenn die Sonne in einem dieser Häuser steht, ist sie immer Hyleg. Trifft dies nicht für die Sonne, wohl aber für den Mond zu, dann ist dieser Hyleg. Befinden sich weder Sonne noch Mond in einem hylegialen Ort, so ist der Aszendent Hyleg.

Wie lange reicht die Lebenskraft und welches könnte die Todesart sein?

Zur Beurteilung dieser Frage kann der Anfänger die Nativitäten zunächst in zwei Klassen einteilen: In Nativitäten von Personen, die bereits in der Kindheit oder Jugend sterben, und von Personen, denen ein hohes Alter bestimmt ist.

Sind Sonne und Aszendent frei von Verletzungen – oder trifft dies wenigstens für das als Hyleg festgesetzte Lebenszentrum zu, so kann auf ein hohes Alter, trotz zeitweiliger Krankheit, geschlossen werden. GOETHES Horoskop ist ein sprechendes Beispiel dafür; er erreichte ein Alter von zweiundachtzig Jahren. Trifft das Gegenteil zu und sind die Verletzungen zahlreicher und stärker als die günstigen Bestrahlungen, kann auf Tod in frühem Lebensalter geschlossen werden.

Sehr interessante Beispiele dafür finden sich bei DÄATH, »Medizinische Astrologie«. DÄATH ist der Ansicht, daß die Anzeichen für einen frühen Tod für den Astrologen meist leicht ersichtlich sind. Nur selten werden solche Merkmale übersehen oder mißverstanden. DÄATH wie auch andere Astrologen sagen, daß Kinder mehr unter schlechten Gestirneinflüssen zu leiden haben als Erwachsene; ihr Organismus ist zarter, die Organe empfindlicher reagierend. Deshalb werden Krankheiten unter schlechten Gestirnstellungen, Transiten und Direktionen leichter einen tödlichen Ausgang nehmen. Die Lebensdauer ergibt sich aus den jeweiligen Aspekten der Gestirne im Augenblick der Geburt.

Wenn die Position und Bestrahlung des Hyleg weder ganz gut noch ganz schlecht ist – wenn dessen Verletzungen nicht so ernst sind, um auf frühen Tod schließen zu lassen, der Hyleg jedoch nicht so stark ist, um die Prognose auf ein hohes Alter zu gestatten –, dann kann man das Erreichen einer mittleren Lebensdauer annehmen.

Ptolemäus empfiehlt, zur Beurteilung der Disposition zur Erkrankung die auf- und untergehenden Planeten und die mit dem Hyleg im Aspekt befindlichen Planeten in Erwägung zu ziehen. Bei einem unverletzten und noch dazu von Wohltätern bestrahlten Hyleg, und wenn kein Übeltäter auf- oder untergeht, ist die Konstitution stark und gesund. Bei einem verletzten, von keinem Wohltäter bestrahlten Hyleg ist auf frühen Tod zu schließen. Wenn Sonne, Mond und Aszendent von mehr als einem Übeltäter verletzt sind, läßt dies auf Unfälle, auf einen plötzlichen oder gewaltsamen Tod schließen, besonders wenn die Verletzungen aus Eckhäusern (1, 4, 7, 10) stattfinden.
Pearce hat die *ptolemäischen* Krankheitsaphorismen an vielen Nativitäten verglichen und als richtig befunden.
Die Todesart hängt hauptsächlich von der Natur der Planeten ab, deren Direktionen – astrologisch gesprochen – den Tod bewirken. Die Zeichen, in denen sich diese Planeten im Geburtshoroskop befinden, deuten in einem gewissen Maße auf die Natur der verhängnisvollen Krankheit und den von ihr angegriffenen Körperteil. Dies sagt der bedeutende Astrologe Alfred T. Pearce (Zadkiel II) in seinem »Textbook of Astrology«.

Alte Überlieferungen über das Einnehmen von Medizin, den Krankheitsverlauf und Operationen unter den Konstellationen des Mondes

Medizinen sollten nicht eingenommen werden, wenn sich der Mond in einem fixen Zeichen befindet; auch wenn der Mond in Widder oder Steinbock ist, sollen Medikamente ekel- und brechreizerregend wirken.
Zum Einnehmen von Abführmitteln wähle man eine Zeit, wenn der Mond und der Herr des Aszendenten unter dem

Horizont, zum Einnehmen von Brechmitteln, wenn sie über dem Horizont sind.

Aderlässe und Purgieren sowie das Einnehmen jeder Art von Medizinen geschieht am besten, wenn der Mond im Krebs oder in den Fischen ist.

Die Augen sollten nicht mit Medikamenten in Berührung gebracht werden, wenn der Mond in einem Erdzeichen oder in Konjunktion (☌), Quadrat (□) oder Opposition (☍) mit der Sonne steht. Hierfür eignet sich ein in einem günstigen Zeichen stehender, von schlechten Aspekten mit Sonne, Saturn und Mars freier Mond am besten.

Wenn sich der Signifikator der Krankheit in Zwillinge, Schütze oder Fische befindet, weist dies auf ein Zurückgehen der Krankheit oder auf ihr Übergehen in eine andere Krankheits- oder Störungsform.

Der in der sogenannten Stunden-Astrologie besonders berühmte Astrologe LILLY schreibt folgendes:

»Ein Horoskop sollte für den ganzen Zeitpunkt des Krankheitseintritts oder des Bettlägerigwerdens aufgestellt werden; ist dieser Zeitpunkt nicht mehr zu ermitteln, so nehme man die Zeit, als der Arzt zuerst die Mitteilung von der Erkrankung erhielt, oder die Zeit, als er wegen des betreffenden Krankheitsfalles zuerst mit dem Patienten in Berührung kam.«

Die Ursache und Natur der Erkrankung wird angezeigt durch die Position der Signifikatoren, die Natur des aufgehenden Zeichens und des Zeichens am Rande des sechsten Hauses.

Ist die Krankheit nicht chronisch, werden die größten Veränderungen im Befinden des Patienten nahe den Zeiten eintreten, wenn der Mond von der Position, die er zu Beginn der Krankheit hatte, sich in einem Winkelabstand von 45°, 90°, 135° oder 180° befindet.

Die Art der Krisis läßt sich aus der Aspektierung des Mondes in diesen Positionen erkennen. Bei guten Aspekten von wohltätigen Planeten steht Erleichterung oder Besserung in Aussicht; bei schlechten Aspekten von Übeltätern, den Herren des sechsten oder achten Hauses wird Verschlimmerung eintreten und die Medizinen werden wenig nützen.

Lilly beobachtete stets, daß, wenn zur Zeit der Krisis der Mond in Konjunktion, Quadrat oder Opposition mit dem Herrn des sechsten Hauses oder mit einem Planeten kam, der im Krankheitshoroskop den Herrn des Aszendenten oder den Mond schlecht aspektiert, der Patient besonders litt, die Krankheit besonders hervortrat und Medikamente wenig wirkten. Kam jedoch der Mond in Sextil (⚹) oder Trigon (△) mit dem Herrn des Aszendenten, des neunten, zehnten oder elften Hauses, beobachtete Lilly Erleichterung und Besserung.

Für die Anwendung psychischer Heilmethoden erachtet Raphael als die beste Zeit, wenn der Mond in Luftzeichen, besonders in Wassermann, ist; für die Anwendung hypnotischer Heilmethoden sieht er die beste Zeit, wenn der Mond in Krebs oder Fische ist.

Nach Raphael ist es am besten, zur Beurteilung des Verlaufs einer bestimmten Krankheit ein Horoskop für die Zeit des Krankheitsbeginns oder des Bettlägerigwerdens aufzustellen, was mit dem Kunstausdruck »Decumbiture« bezeichnet wird. Wenn zur Zeit der Decumbiture der Mond im Annäherungsaspekt zu einem der Krankheit entgegengesetzten Planeten ist, besonders aber wenn dieser Planet ein Wohltäter sein sollte, wird die Krankheit zum Besseren verlaufen.

Wenn jedoch zur Zeit der Decumbiture der Mond in Konjunktion (☌) mit Sonne, Saturn, Mars oder Uranus ist, hat man den Tod zu gewärtigen; selbst günstige Jupiter- oder Venus-Einflüsse dürften in diesem Fall wenig helfen. Wenn zu Krankheitsbeginn Mond und Sonne in Konjunktion (☌) oder in Opposition (☍) zu den Übeltätern stehen, wird der Kranke dem Tod nicht entgehen.

Wenn sich zur Zeit der Decumbiture der durch keinen Aspekt verletzte Mond in Annäherung zur Sonne oder einem der Wohltäter befindet, darf man Genesung erwarten; bei Annäherung zu den Übeltätern oder schlechten Aspekten des Mondes mit der Sonne ist der Tod zu befürchten. Mars am Aszendenten gibt einen raschen, heftigen Krankheitsverlauf und wenn dazu noch Sonne, Mond und ihre Gebieter verletzt sind, ist mit dem Tod zu rechnen.

Die auffallendste Erscheinung zur Beurteilung des Krankheitsverlaufs bildet nach RAPHAEL die Bewegung des Mondes. Aus ihr kann man auf die Stärke und Dauer der Krankheit nach der Natur der kritischen Tage, die einen jeweiligen akuten Anfall begleiten, schließen.

Die Umlaufzeit des Mondes beträgt 28 Tage, nach welcher Zeit er wieder auf denselben Punkt im Zodiak gelangt.

Über die Dauer der Umlaufzeit des Mondes wird sich eine akute Krankheit nie erstrecken, weil innerhalb dieser Zeit Tod, Rekonvaleszenz oder Chronischwerden der akuten Krankheit eintreten muß.

Am 7., 14. und 21. Tag besteht immer Gefahr bei akuten Krankheiten. Diese Tage werden daher kritische Tage genannt: an ihnen gelangt der Mond zu schlechten Aspekten mit seiner eigenen Position in der Decumbiture.

Während einer lunaren Umlaufzeit von 28 Tagen sind acht kritische Tage, deren genaue Eintrittszeit eine kleine Veränderung durch die langsamere oder schnellere Bewegung des Mondes erleidet.

1. kritischer Tag etwa am 4. Tag (nach der Decumbiture), wenn der Mond in Halbquadrat (∟) zu seiner Decumbiture-Position kommt.
2. kritischer Tag etwa 7. Tag (Mond Quadrat [□] zu seiner Decumbiture-Position).

3. kritischer Tag etwa 10. Tag (Mond Anderthalbquadrat [⚼] zur genannten Position).
4. kritischer Tag etwa 14. Tag (Mond Opposition [☍] zur genannten Position).
5. kritischer Tag etwa 18. Tag (Mond Anderthalbquadrat [⚼] zur genannten Position).
6. kritischer Tag etwa 21. Tag (Mond wieder in Quadrat [□] zur genannten Position).
7. kritischer Tag etwa 24. Tag (Mond wieder in Halbquadrat (∟) zur genannten Position).
8. kritischer Tag etwa 28. Tag (Mond in Konjunktion [☌] zu seiner Decumbiture-Position).

An einem dieser kritischen Tage wird die Krankheit einen günstigen oder ungünstigen Verlauf nehmen.
Auch PEARCE bestätigte die schon von HIPPOKRATES und GALEN beglaubigte Beobachtung, daß das Horoskop der Decumbiture einen verläßlichen Schluß auf die kritischen Krankheitstage ermöglicht.
Im »Textbook of Astrology« von A. T. PEARCE ist auch auszugsweise ein Leitartikel über Krankheitsprognosen wiedergegeben, der im medizinischen Fachblatt »The Medical Press and Circular« vom 7. 11. 1877 erschienen ist. Dort heißt es unter anderem:
»Ein richtiges Studium der Nativität eines Patienten, seiner Solar-Revolution und der Lunar-Revolutionen des betreffenden Jahres, sowie der Transite zur Zeit des Krankheitsanfalles würde es dem Arzt ermöglichen zu erklären, warum zum Beispiel ein Typhusfall ungünstig verläuft, während ein anderer, anscheinend ganz ähnlicher, mit Genesung endigt. So lange als die Astrologie vernachlässigt wird, werden es die Ärzte zu beklagen haben, daß die Wissenschaft der Prognosis nur wenig fortgeschritten ist seit der Zeit des HIPPOKRATES, der immer darauf

bestand, daß eine gute Kenntnis der Astrologie dem weisen Arzte unumgänglich notwendig ist.«

Unglücklicherweise ist die genaue Geburtszeit selten bekannt, und wenige »Professoren« der Astrologie können das Horoskop und die primäre Direktion mit der für diesen Zweck erforderlichen mathematischen Genauigkeit berechnen. Wenn eine genaue Nativität nicht erlangbar ist, muß zum Horoskop der Decumbiture gegriffen werden, das die Zeiten der Krisen erkennen läßt und einige Anhaltspunkte zur Beurteilung des günstigen oder ungünstigen Krankheitsverlaufes ermöglicht.

Auch für die Wahl des günstigsten Zeitpunktes zur Vornahme von Operationen sollten astrologische Erwägungen bestimmend sein.

Pearce schreibt hierüber: »Bei chirurgischen Operationen ist es, wenn möglich, ratsam, eine günstige Zeit abzuwarten und nicht die Leiden und Gefahren des Patienten dadurch zu vergrößern, daß man ihn operiert, wenn der Mond innerhalb 17^0 von der Sonne ist, was Cardan als ›verhängnisvolle Konfiguration‹ bezeichnet.«

Ptolemäus sagt: »Behandle nicht mit Eisen (dem Messer) jenen Körperteil, der durch das Zeichen beherrscht wird, in welchem sich zu dieser Zeit der Mond befindet; zum Beispiel wenn der Mond im Stier ist, soll man nicht Hals oder Kehlkopf operieren, besonders dann nicht, wenn der Mond von Mars ungünstig bestrahlt wird.«

Die den einzelnen Körperregionen entsprechenden Tierkreiszeichen haben wir bereits im Abschnitt 3 gebracht.

Pearce berichtet zum Beispiel von einer durch einen geschickten Operateur vorgenommenen Eierstocksoperation, als sich der Mond im Skorpion befand und einer Konjunktion mit Saturn zuging. Die operierte Frau starb am nächsten Tag. Daher besser warten und abergläubisch gescholten werden, als töten.

Schon SALOMON sagte: »Es gibt eine Zeit zum Töten und eine Zeit zum Heilen.«
Demnach wären zu vermeiden bei

Mond im Widder chirurgische Eingriffe am Kopf; Augenoperationen; Zahnziehen; Gehirnoperationen; Eingriffe im Kleinhirn.

Mond im Stier alle Halsoperationen, aber auch Mandeloperationen; Stimmbänderoperationen; Eingriffe an der Schilddrüse und Ohrspeicheldrüse; im Kleinhirn.

Mond in Zwillinge Amputationen von Armen oder Händen; Eingriffe in Lunge oder Luftröhre, Rippen- und Lungenfell; auch sind Ätherinhalationsnarkosen zu vermeiden.

Mond im Krebs Operationen von Krankheiten der Verdauungsorgane oder Öffnung des Brustkorbes.

Mond im Löwen Operation am Rückenmark, Herzen, Herzbeutel, Magenmund und an der Rückenmuskulatur; man vermeide auch Chloroform-Narkosen.

Mond in Jungfrau Unterleibsoperationen und Operationen an Baucheingeweiden.

Mond in Waage chirurgische Eingriffe an den Nieren.

Mond im Skorpion Bruchoperationen; Blinddarmoperationen; Schneiden von Bubonen und überhaupt in der Leistengegend; Operationen an den Harn- und Geschlechtsorganen sowie an Hämorrhoiden.

Mond im Schützen Öffnung der Hüftgegend, Schenkelhernien und Amputation der Beine. Mars soll nicht innerhalb der Sonne orbis stehen.

Mond im Steinbock Operation der Kniee, Schienbeine und der Haut.

Mond im Wassermann Operation der Waden, Krampfadern und der Augen.

Mond in Fische Operation der Füße, des Unterleibes und der Lungen.

Wie Dr. MAX KEMMERICH in seinen Vorträgen sagte, haben einige deutsche Ärzte diese Vorschriften praktisch erprobt und gefunden, daß dabei die Operationen tatsächlich günstiger verliefen, namentlich auch Nachblutungen fast ganz vermieden werden konnten.
Selbst Badereisen oder Reisen überhaupt sollten nur bei günstigen Mondaspekten angetreten und besonders dann vermieden werden, wenn sich der Mond in schlechtem Aspekt zur Sonne oder zum Mond der Nativität oder in Konjunktion oder schlechtem Aspekt zu einem der Übeltäter befindet.
Für alle diese Beurteilungen kämen theoretisch vielleicht auch andere Planeteneinflüsse in Betracht. Der Mond mit den durch seinen Lauf entstehenden Aspekten ist jedoch ein derart starker, alle anderen Einflüsse überwiegender Faktor, daß man letztere für die Praxis meist ungestraft vernachlässigen kann.
Auch die sogenannten »Perioden« des menschlichen Organismus lassen sich zumeist durch lunare Einflüsse allein erklären, wie ich in meiner vor Jahren unter dem Titel »Periodenlehre und Okkultismus« im Zentralblatt für Okkultismus erschienenen Arbeit nachgewiesen habe.
Dies war den Astrologen schon vor Jahrtausenden bekannt, was die »Entdecker« der Periodenlehre nicht hindert, derartige Einflüsse entweder ganz zu ignorieren oder die ihnen unbekannte Astrologie als auf prae- bzw. unwissenschaftlichen Assoziationen beruhend abzutun.

Zum Schluß dieses Abschnitts will ich noch einige der von PEARCE übersetzten Aphorismen Argols bringen.

Die hauptsächliche astrologische Methode zur Beurteilung der Heftigkeit, Ausdehnung und des Verlaufs einer Krankheit beruht auf genauer Durchsicht des Geburtshoroskops, wenn dieses beschafft werden kann. Denn Krankheit stellt sich nur sehr selten ein ohne schlechte Direktionen von Sonne, Mond oder Aszendent zur Konjunktion oder zu Aspekten der Übeltäter (Mars, Saturn, Uranus).

Die genaue Geburtszeit ist vor allem andern in Betracht zu ziehen, denn aus dem Horoskop der Decumbiture kann oft zu Beginn der Krankheit deren Ursache nicht ermittelt werden.

Indessen ist das eine augenscheinlich, daß aus der Stärke der Direktionen des Hyleg zu den »Übeltätern«, dem unglücklichen Jahres-Ingreß der Sonne und den ungünstigen »Profektionen« die Ursachen der Krankheiten abgeleitet werden können. Die primären Direktionen des Jahres sollten daher untersucht werden neben anderen zeitlichen Indikatoren solcher Einflüsse. Letztere können sich aus den Direktionen der Nativität, den Transiten der Jahresrevolution oder den Positionen der Übeltäter ergeben. Wenn aber die Nativität nicht zu erfahren oder nicht ganz genau und durch Ereignisse rektifiziert ist, muß man allerdings zum Horoskop der Decumbiture Zuflucht nehmen. Will man ganz genau verfahren, so erinnere man sich an den Ausspruch des Dr. SHARP in seinem »Klinischen Führer«: »Die Krankheiten des Leibes wirken vermittelst des vitalen Prinzips auf die Mentalität, und andererseits wirken mentale Störungen durch denselben Mittler auf den Leib.«* Aus diesem Grunde

* Das heißt, man kann durch falsches Denken krank werden! Man kann aber auch umgekehrt vermittels der Mentalität durch Suggestionen, Autosuggestionen, Meditationen, Affirmationen, Couéismus, Christliche Wissenschaft usw. heilend auf den physischen Leib einwirken. Und zwar nicht nur bei nervösen, hysterischen Leiden oder bloßen »funktionellen Störungen«, sondern auch bei vielen schweren organischen Erkrankungen. So zum Beispiel behaupten erfolgreiche Schüler von Coué, daß Kranke, die morgens und abends je 21mal aufmerksam die

lassen die in der Astrodiagnose und Prognose sehr erfahrenen und gründlichen *Lehrer der Rosenkreuzergesellschaft in Oceanside* (Kalifornien) ihren Krankheitsbeurteilungen aus dem Horoskop stets eine aus derselben Quelle geschöpfte Analyse der Mentalität des Patienten vorangehen.

---

bekannte Couésche Formel: »Mit jedem Tage geht es mir in jeder Hinsicht immer besser und besser« rasch hintereinander halblaut hersagten, von folgenden Leiden befreit wurden: Schuppenflechte, Darmträgheit, Gehirnverkalkung, Geschwulste von Kindskopfgröße, Mastdarmfisteln, schweres Beinleiden, Zuckerkrankheit, Speiseröhrenverengung, Wanderniere, Schilddrüsenvergrößerung, Gallensteinen, Magengeschwüren, Blasenleiden, Kieferhöhlenkatarrh, Polypen, Lähmungserscheinungen, Gelenkrheumatismus, Arterienverkalkung, Augenleiden, Ohrenleiden, Bronchialkatarrh, Magenerweiterung und Magensenkung usw.
Noch wunderbarer als diese mehr oder minder rein mentalen Heilmethoden sind die mystischen, worunter in erster Linie reine Gebetsheilungen zu zählen sind. So wurde mir der Fall eines Pastors erzählt, der mitten während der Errichtung einer großen Lehranstalt, verbunden mit Diakonissenheim und Pflegeanstalt geistig defekter Kinder, tödlich erkrankte. Der Arzt sagte ihm, daß er nur mehr wenige Tage zu leben habe. Da erinnerte sich der Pastor des Königs Hiskia in der Bibel und bat Gott inbrünstig: »Ach Herr, lasse mich doch noch zehn Jahre leben, damit ich dies Werk vollenden kann.« Daraufhin genas er zum Erstaunen seines Arztes sehr rasch. Aber genau zehn Jahre später, nachdem er sein Werk längst vollendet hatte, wurde er in die Ewigkeit abberufen.
Die Mystiker behaupten in Übereinstimmung mit den Kabbalisten, daß jeder schlimme Gestirnseinfluß durch ein entsprechend ernstes Gebet oder durch innige Versenkung in Gott aufgehoben werden kann. Je mehr sich die Menschheit vergeistigt, desto öfter werden derartige geistige Heilungen beobachtet werden. Da aber die Mehrzahl der heutigen Menschen noch viel zu materialistisch gesinnt ist, haben auch die anderen Heilmethoden ihre gute Berechtigung. Auf diesem Standpunkt stand auch Paracelsus. Schon in der Bibel heißt es: »Der Herr läßt die Arznei aus der Erde wachsen und der Vernünftige verachtet sie nicht.«

Therapie und Astrologie

HIPPOKRATES war für Kuren nach dem Grundsatz der »Antipathie«-Anwendung eines dem Charakter der Krankheit entgegengesetzten Heilmittels. Immerhin hatte auch er beobachtet, daß Krankheiten manchmal nach dem Grundsatz der »Sympathiewirkung« geheilt werden. Zuletzt gab er alle einschlägigen Forschungen mißmutig als hoffnungslos auf. GALEN lehrte die Kuren durch »Antipathiemittel«, und seine Methode wurde durch Jahrhunderte angewendet.

PARACELSUS war der erste, der den später von HAHNEMANN angewandten Grundsatz vertrat, zur Heilung einer Krankheit diejenigen Arzneien einzugeben, die, beim Gesunden angewendet, ähnliche Krankheitserscheinungen hervorrufen würden.*

Die von HIPPOKRATES, GALEN und PARACELSUS erzielten Heilerfolge sind dadurch zu erklären, daß ihre Anwendung von Arzneien auf astrologischen Grundsätzen beruhte.

Die astrologische Auswahl von Heilmitteln beruhte hauptsächlich auf »Antipathie« und »Sympathie«. Zum Beispiel: Solare Krankheiten wurden mit saturninen Heilmitteln behandelt, Jupiter-Krankheiten mit merkurialen; dies geschah nach dem Grundsatz der »Antipathie«. Dagegen wurden saturnine Krankheiten nach dem Grundsatz der Sympathie mit martialen Heilmitteln behandelt.

Anderseits wurde beobachtet, daß die einem bestimmten Planeten zugeordneten Heilmittel auch die Krankheiten des betreffenden Planeten heilten. So heilten zum Beispiel Arzneien der Sonne und des Mondes Augenkrankheiten, Arzneien des Saturn Gallenkrankheiten, Arzneien des Jupiter Leberkrankheiten.

* Dies führte den deutschen Arzt Dr. Samuel Hahnemann zur Entdeckung der Homöopathie. Näheres darüber im VIII. Band meiner »Okkulten Medizin«, betitelt »Homöopathie, Isopathie, Biochemie, Jatrochemie und Elektrohomöopathie«.

Dr. SHARP sagt: »Da Krankheiten einen lokalen Sitz* haben, ist auch die Heilwirkung der Arzneien lokal, mit anderen Worten: die Heilmittel müssen auf das von der Krankheit ergriffene Organ wirken.« Dies stimmt mit den Lehren der Astrologie überein.
Zum Beispiel beherrschen Sonne und Mond auch die Augen; die Verletzung von Sonne und Mond in der Nativität zeigt auch Augenerkrankungen an, und bestimmte, Sonne und Mond zugeordnete Arzneien wurden als heilwirkend bei Augenerkrankungen beobachtet.
Dies bestätigt die Heilwirkung gewisser Arzneien auf bestimmte Organe des menschlichen Körpers.
Unter den Jupiter zugeordneten Heilmitteln finden wir zum Beispiel »stannum«; die Homöopathie erachtet dies als ein sehr wirksames Mittel für gewisse Lungenaffektionen (dem Jupiter zugeordnet!).
Unter den martialen Heilmitteln erscheint sogar Arsenik, das von Homöopathen gegen einige Krankheiten angewendet wird, die der Astrologe als »martiale« kennt. Als saturnine Heilmittel ist auch Aconit bekannt, ein Heilmittel der Homöopathen gegen akute Entzündungen mit martialem Charakter (Mars ist in Sympathie mit Saturn!).
Diese wenigen Beispiele mögen genügen, um zu zeigen, daß die Alten – solange therapeutische Gesetze fehlten – recht hatten, sich auf astrologische Methoden zu verlassen, denen sie große Erfolge verdankten.
Durch Vernachlässigung dieser astrologischen Gesetze sanken die späteren medizinischen Schulen auf den Standpunkt des reinen Empirismus herab. (JUSTUS V. LIEBIG, Chemische Briefe, S. 77.)

* Es gibt auch Krankheiten, die im Gesamtorganismus oder in der Seele usw. ihren Sitz haben.

Kein ausübender Homöopath wird aber CULPEPERS klassisches Buch über Heilkräuter lesen, ohne zu der Überzeugung zu gelangen, daß die meisten in diesem Buch gegen bestimmte Krankheiten auf rein astrologischer Grundlage empfohlenen Mittel auch in der Homöopathie gegen dieselben Krankheiten angewendet werden.

Dr. SHARP stellte in seinem Buch über die lokale Wirkung der Arzneien eine Tabelle zusammen, in der wir gegen Gehirnerkrankungen u. a. folgende Mittel angegeben finden: Belladonna, Opium, Helleborus, Hyoscyamus, Cannabis. Alle diese Mittel sind dem Saturn zugeordnet und wirken also in »Antipathie« zu solaren Krankheiten; die meisten tonischen Medizinen sind dem Mars zugeordnet (Eisen, Arsenik, Cinchona, Lupulus).

Auch Narkotika unterstehen dem Saturn.

Dr. TESTE von der *Pariser Fakultät* sagt in seinem Buch über die »Materia-medica« über die bei bestimmten Temperamenten (die Temperamente kann jeder astrologische Anfänger leicht aus der Nativität bestimmen) anzuwendenden Medizinen:

Arnica, Arsenik, Bryonia alba, Nux vomica eignen sich für das sanguinische Temperament. Gerade was der Astrologe erwarten würde (Sympathie von Marsmitteln zum martialen Temperament)!

Aconit, Belladonna, Veratrum album wirken besonders gut auf nervöse, melancholische Personen (Sympathie von Saturnmitteln zu saturninem Temperament).

Pulsatilla (Anemone pratensis) ist ein Mittel, das besonders gut bei Damen mit den ausgesprochenen Eigenschaften des Venustyps wirkt (Sympathie eines Venusmittels auf Venustyp).

Wenn das Temperament entsprechend beachtet wird, ist das passende Medikament für die betreffende Krankheit leicht zu finden.

Die Beobachtungen und Aufstellung, zu denen Dr. TESTE ganz

und gar nicht durch astrologische Grundlagen gelangte, stimmen durchaus überein mit den astrologischen Lehren und beweisen den hohen Wert der auf Naturgesetzen und natürlichen Wahlverwandtschaften beruhenden Astro-Therapie.

PEREIRA sagte in seinen medizinischen Aufsätzen: Die so wünschenswerte Erkenntnis der physiologischen Wirkung von Arzneien kann nur durch Berücksichtigung der planetaren Zuordnung jeder Arznei erlangt werden, und durch die Befolgung der HAHNEMANNSCHEN Methode ist die Wirkung der Arznei auf den Gesunden zu erproben. Dies dient auch zur Ermittlung von Gegengiften.

Eine recht vollständige Liste aller Mineralien und Heilkräuter bringt PEARCE in seinem Textbook und jedes moderne Werk über Astrologie und medizinische Astrologie.

COLEYS Anweisungen über die beste Zeit zum Kräutersammeln sind meiner Ansicht nach die besten; er sagt: Man pflücke die Pflanze, wenn der sie beherrschende Planet aufsteigt oder kulminiert und der Mond in Sextil oder Trigon zu diesem Planeten ist.

Man soll die Kräuter in ihrer vollen Entfaltung pflücken, wenn sie in vollem Saft und Grün stehen, und von solchen Plätzen, wo sie am üppigsten gedeihen.

Die neue oder homöopathische Schule besteht – wie PEARCE betont – aus Ärzten, die den Ausspruch »simila similibus curantur« als richtiges Gesetz der Therapie erachten.*

Die herrschende klassische Medizin verläßt sich entweder auf Erfahrung oder auf das Gesetz »contraria contrariis curantur« (Gegensätzliches wird durch Gegensätzliches geheilt).

* Dieser Satz »simila similibus curantur« (das Ähnliche wird durch Ähnliches geheilt) dient nur zum Aufsuchen des betreffenden Heilmittels, zum Beispiel kann Erbrechen durch kräftige Gaben von Nux vomica bei Gesunden hervorgerufen werden. Verdünnt man aber Nux vomica hunderttausendfach oder noch mehr, so hat diese Verdünnung entgegengesetzte Wirkungen, sie vermag Erbrechen zu stillen oder zu heilen. Es heilt also in Wirklichkeit doch der Gegensatz!

Astrologie und Hygiene

Wer die Stärken und Schwächen seiner Nativität und die daraus sich ergebenden Krankheitsdispositionen kennt, wird zu vorbeugenden Maßnahmen greifen können, die ihm die Gesundheit lange zu bewahren imstande sind.
Er wird vor allem seine Lebensweise dementsprechend einrichten. Alle Lehrbücher der medizinischen Astrologie geben gewisse Durchschnittsregeln an, die sich auf das in der Nativität aufgehende Zeichen beziehen. Es ist nicht nötig, die allgemeinen Regeln für alle zwölf Tierkreiszeichen hier anzuführen. Sie werden durch die im ersten Haus befindlichen Planeten und deren Bestrahlung vielfach modifiziert, so daß es immerhin einiger astrologischer Kenntnisse und Erfahrungen bedarf, um die besonderen Erfordernisse für ein bestimmtes Individuum daraus abzuleiten.
Der Astrologe kennt diese Regeln und wird sie leicht in seinen Lehrbüchern auffinden und sinngemäß anwenden können, während dem Nichtastrologen mit der bloßen Angabe dieser Regeln in vielen Fällen nicht gedient wäre.

Beispiele zur Astrodiagnose und Prognose

Claudius Ptolemäus sagt: »Wenn eines der beiden Lichter« (Sonne und Mond) sich in einem Eckhaus befindet und einer der Übeltäter (damals waren als solche nur Saturn und Mars bekannt, jetzt ist noch Uranus hinzuzuzählen) in Konjunktion mit dem betreffenden Licht ist; oder wenn der Übeltäter in ganz gleichem Abstand von beiden Lichtern sich befindet (so daß er die Spitze eines gleichseitigen Dreiecks bildet, dessen Basis durch die Linie Sonne–Mond gebildet wird), wenn außer-

dem kein Wohltäter mildernd in diese Konfiguration eingreift und die Herrscher des Lichtes sich an Orten von Übeltätern befinden –: dann wird das unter einer solchen Konfiguration geborene Kind in kürzester Zeit sterben.
Die Wahrheit dieses Aphorismus wäre leicht zu beweisen, wenn man genügend viele authentische Fälle zur Verfügung hätte. PEARCE gibt drei dieser Fälle an: The Medical Press and Circular 25. 12. 1877. Die angegebenen Daten genügen selbst für den astrologischen Anfänger zur Aufstellung der Nativitäten, dem Nichtastrologen jedoch würde es auch nichts nützen, die Nativitäten hier zu bringen, was daher aus Raumersparnisgründen unterbleibt.

1. Fall. Geburtsdaten: Dublin 20. 11. 1877, 3 h 40 m p. m. Dieses Kind lebte nur 20 Stunden.
Aszendent ♉ 24° 44' ☽ aufgehend in ♉ 25° 18' in ☍ zur ☉ in ♏ 28° 29' 15" in □ zu ♅ (♌ 29° 23'). Die ☉ (Hyleg) hatte keine Hilfe durch gute Aspekte der Übeltäter; hier ist ♅ gleichweit entfernt von den in den Eckhäusern befindlichen Lichtern.

2. Fall. Geburtsort: Breite 54° 54' N. Länge 1° 24' W. Geburtszeit: 1. 2. 1874, 3 h 20 m p. m. R.A.M.C. o h 6 m 38.2s Aszendent ♋ 29° ☽ im 1. Haus in ♌ 14° 12' in ☌ mit ♅ R (in ♌ 8° 24') und in ☍ zur ☉ (♒ 12° 40'); die ☉ war in ☌ mit ☿ (in ♒ 11° 15'), in ☌ mit ♀ (in ♒ 7° 21'; dieser wohltätige ♀ Aspekt wurde durch ♀ ☍ ♅ unwirksam gemacht) und in ☌ mit ♄ (in 5° 59').
Hier sind die ☉ (Hyleg) sowie der im entgegengesetzten Eckhaus befindliche ☽ durch Übeltäter verletzt. Das Kind starb am 19. 2. 1874.

3. Fall. Geburtsort: Breite 54° 54' W. Länge 1° 25' W. Geburtszeit: 26. 10. 1874, 6 h 25 m a. m. R.A.M.C. 8 h 42 m 51 sek. Aszendent ♎ 27°. ☉ ist im 1. Haus (♏ 2° 41' 2") in □ mit ♄ am

unteren Meridian (in ♒ 7° 49'); der ☽ im 7. Haus (in ♉ 16° 24') in □ mit ♄ und in □ mit ♅ (in ♌ 15° 0').
Hier sind Sonne (☉) und Mond (☽) von Saturn (♄) und Uranus (♅) aus Eckhäusern verletzt ohne Hilfe von Wohltätern. Das Kind lebte nur 35 Stunden.

Pearce betont, wie schwer derartige Nativitäten zu beschaffen sind, und hebt hervor, daß er in mehr als zweiundzwanzigjähriger astrologischer Praxis, gestützt durch genaue Angaben behandelnder Ärzte, sehr viele Nativitäten von im Kindesalter Verstorbenen untersucht, aber keine einzige gefunden habe, in der die lebenswichtigen Punkte nicht schwere Verletzungen durch Übeltäter aufwiesen. Er bemerkt hierzu noch folgendes: Mars (♂), Saturn (♄) und Uranus (♅) sind von bösem, Venus (♀) und Jupiter (♃) von gutem Einfluß. Merkur (☿) und Mond (☽) sind, gut bestrahlt von Wohltätern, von günstigem, schlecht bestrahlt von Übeltätern von ungünstigem Einfluß. Der gute Einfluß der Sonne kann durch schlechte Aspekte der Übeltäter verdorben werden.
Dieses Überwiegen schlechter Einflüsse erklärt wenigstens halbwegs die Tatsache, daß früher die Hälfte der Kinder im Alter von unter zehn Jahren starben. Die Alten hatten beobachtet, daß der Einfluß des Saturn für Kinder besonders verhängnisvoll ist. Vielleicht kommt auch daher der Mythos von dem seine eigenen Kinder verzehrenden Saturn.
Von den vielen besonderen Krankheitsfällen, Unfällen und erblichen Belastungen, die Pearce im Einklang mit verschiedenen *ptolemäischen Aphorismen* untersuchte, kann wegen Raummangel hier kein Beispiel gebracht werden, jedoch sind zahlreiche derartige Beispiele in den Fachwerken zu finden.
In der Lebensgeschichte des engl. Dichters John Dryden ist erwähnt, daß er ein Anhänger der Geburtsastrologie war und die Nativität seines Sohnes Charles sofort nach genauester Fest-

setzung der Geburtszeit selbst aufstellte. Als sich seine Frau von der Geburt genügend erholt hatte, teilte er ihr mit, daß dieses Kind zu einer verhängnisvollen Stunde geboren wurde, denn Sonne, Venus und Jupiter seien unter dem Horizont und der Geburtsgebieter verletzt durch ein Quadrat sowohl von Mars als auch von Saturn. An seinem achten Geburtstag – so sagte Dryden – wird die Gefahr eines gewaltsamen Todes kommen; entrinnt er dieser Gefahr, so wird er im dreiundzwanzigsten Lebensjahr wieder unter bösen Direktionen sein, und sollte er auch denen entgehen, so fürchte ich, daß sein dreiunddreißigstes oder vierunddreißigstes Jahr das Ende bedeutet.
Trotz aller Vorsichtsmaßnahmen wurde Drydens Sohn an seinem achten Geburtstag unter einer einstürzenden Mauer fast begraben. Obwohl er sofort ausgegraben wurde, war er doch sechs Wochen gefährlich krank und erholte sich nur langsam.
In seinem dreiundzwanzigsten Lebensjahr fiel Drydens Sohn infolge eines Schwindelanfalls von einem Turm; er erholte sich zwar auch von diesem Unfall, kränkelte aber seitdem unausgesetzt und ertrank in seinem dreiunddreißigsten Lebensjahr in Windsor.

Noch ein zweites Beispiel, wie sicher aufgrund einer genauen Nativität mit Hilfe der Primärdirektionen Unfälle – gegebenenfalls natürlich auch Krankheiten – vorausgesagt werden können.
Die Genauigkeit dieser Nativität eines Mädchens und das Eintreffen der daraus errechneten Unfälle wird von einem hohen englischen Regierungsbeamten bezeugt. Den Fall entnehme ich der Zeitschrift »Star Lore«, Maiheft 1898.
Geburtsdaten: 18. 1. 1879, Barbados (Westindien), 3 h 22m, morgens ♐ 14° 50' aufgehend: ☽ 5° 9' ♐, nahe Antares, □ ♅ (in ♍ 3° 34') ♂ am Aszendent ♐ 17° 22' in zodiakaler Parallele mit ☿.
Die von Pearce in seinem Textbook anempfohlene Ausdehnung

des hylegialen Platzes bis zu 10° (gemessen in schiefer Aufsteigung) über dem Osthorizont, bestätigt sich auch hier, wo der Mond in diesem Abstand vom Aszendenten, daher Hyleg ist. Der Aszendent ist ∟ ☉, und ⊡ ♃ in mundo und hat das zodiakale ⚹ mit ♃.

Das Kind wurde fast erstickt geboren, beim Einleiten der Atmung brach der Arzt eines von dessen Schlüsselbeinen.

Die heftige Verletzung des Aszendenten durch ♂ zeigt, daß die Geborene Unfällen unterworfen ist; zur Zeit, als die Primärdirektionen an Aszendent ☌ ♂ es angezeigt hatte, wurde das Mädchen von einem entlaufenen Pferde überrannt und in Todesgefahr gebracht. Am 20. Mai 1884, zur Stunde des ♂ Transit über den Ort des ♄ (♓ 28° 16'), wurde das Mädchen von einem Wagen überfahren und starb 10 Minuten später. Dieser Todesfall ereignete sich unter den Primärdirektionen: Aszendent ☌ ♂ in Zodiak 5° 23'; Aszendent ☌ Antares Zod. con. 5° 23' M. C. Parallele ♄ zod. 5° 40'. Nach *ptolemäischer Methode* ist 1° des Direktionsbogens gleich einem Lebensjahr, 5 m einem Monat.

Man sieht hier das genaue Übereinstimmen der Todesdirektionen, deren Eintrittstag wahrscheinlich durch entsprechende Transite ausgelöst wurde.

Es folgen hier noch drei Nativitäten oder Horoskope aus neuester Zeit, die uns in dankenswerter Weise das Astrologische Zentralarchiv von E. KOPPENSTÄTTER zur Verfügung gestellt hat, und bei welchen besonders klar die scharfe, ereignisauslösende Wirkung von Transiten, namentlich gehäuften Transiten, zur Anschauung gelangt.

Wie wir schon in den »Grundbegriffen der Astrologie« in diesem Band erwähnten, gleicht das Horoskop eines Neugeborenen nicht nur einem Spiegel, sondern auch einer aufgezogenen Uhr, die im Augenblick der Geburt zu gehen beginnt. Man hat verschiedene Berechnungsarten gefunden, um aus der sich fortwährend ändernden Stellung der Planeten zum Radixhoroskop das Eintreten künftiger Ereignisse vorherbestimmen zu können, denn am Tage des Eintreffens besonders glücklicher oder unglücklicher Ereignisse müssen die Planeten markante Konstellationen zeigen. Eine gute oder schlechte Planetenstellung im Verhältnis zum Radixhoroskop *kann* daher glückliche oder unglückliche Zeiten für den Geborenen zur Auslösung bringen. Nach KOPPENSTÄTTERS Ansicht wird den Transitwirkungen bisher viel zu wenig Gewicht beigelegt. Die nachstehenden drei Prognosen beruhen ausschließlich auf Transitwirkungen und verblüffen durch ihre Treffsicherheit.

Figur 5 zeigt das Horoskop einer männlichen Person, geboren in München am 24. September 1918, 7 Uhr 35 Minuten vormittags. Wir sehen im Horoskop, daß die Planeten ♄, ♅ und ☽ zu ♂ sich im Oppositionsaspekt (☍) zueinander befinden. Diese beiden Oppositionen liegen im Radixhoroskop derartig, daß die Planeten zueinander in reiner Quadratur zu stehen kommen. Solch eine Kreuzstellung (oder Kreuzbildung) ist in jedem Horoskop stets sehr kritisch, und so wurde die Lebensdauer des Kindes am 29. September (also fünf Tage nach der Geburt) auf längstens fünf Monate bestimmt. Begründet wurde diese Prognose dadurch, daß die Hauptplaneten rückläufig waren und nach etwa fünf Monaten wiederum ihre Grundplätze überschreiten, hierbei abermals dieselben scharfen Oppositionswinkel bildend wie zur Zeit der Geburt und so das Ereignis zur Auslösung bringen. Unsere *Figur 5* zeigt innerhalb des als Doppellinie gezogenen Kreises das Radixhoroskop; außen jedoch die Planetenstellungen am 14. Februar 1919, dem Todestag des Kindes.

Die auslösende Wirkung der transitierenden Planeten ist, wie man sieht, scharf gekennzeichnet. ♄ und ☽ erreichen die ♄-Radixstelle, ☿, ☉, ♅ gruppieren sich zu gleicher Zeit in ☌ mit ♅

Radix. Vielleicht war auch nicht ohne Bedeutung, daß ♀ und ♂ in ☌ zueinander traten und hierbei im ☍ Winkel zu ♀ und ☿ des Radixhoroskops standen. Eigenartigerweise erfolgte der Tod des Kindes ohne für den Arzt feststellbare Krankheitserscheinungen! Die Lebensuhr des Kindes war eben abgelaufen. Ein Erwachsener hätte vielleicht durch seinen Willen oder durch geeignetes Verhalten, Yogaübungen usw., diese kritische Zeit überstehen können. Wie manche Astrologen beobachtet haben, unterliegt der Mensch in der Jugend eher den schlimmen Gestirneinflüssen als in reiferen Jahren, wo seine Seele dann widerstandsfähiger geworden ist. KOPPENSTÄTTER ist allerdings

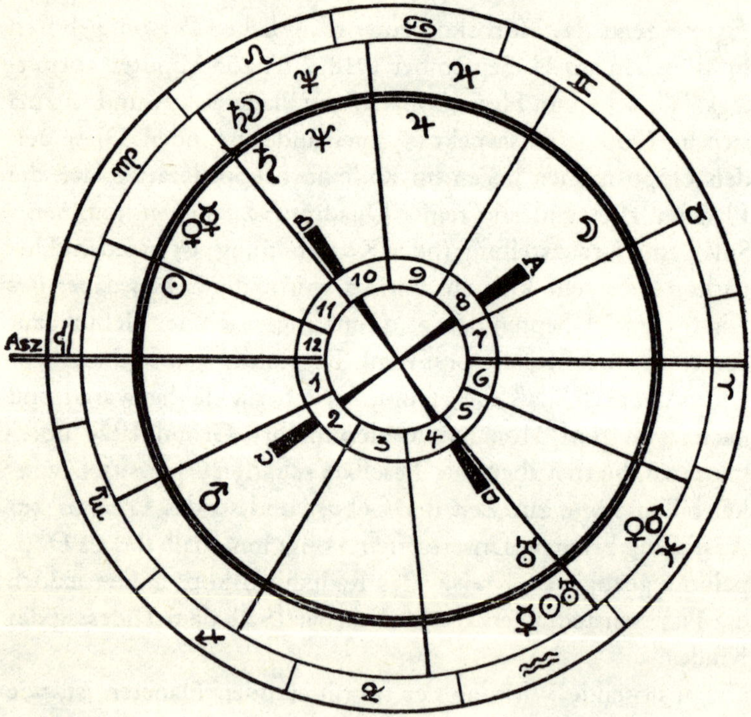

Figur 5

der Ansicht, daß, wenn die Frage aufgeworfen würde, ob es möglich sei, einer erkannten, derartig kritischen Konstellation vorzubeugen, er sagen müsse, daß bei solch scharfer Aspektstellung das drohende Schicksal wohl kaum umgangen werden kann.

Nicht für unbedingt notwendig würde, nach KOPPENSTÄTTER, die Auslösung des in *Figur 6* dargestellten Ereignisses sein. Es betrifft dies den Selbstmord durch Vergiftung einer weiblichen Person, geboren am 30. Oktober 1881, nachmittags 2 Uhr 30 Minuten.

In diesem Geburtshoroskop befindet sich ♄ in ☍ zu ☉, der ☽ in

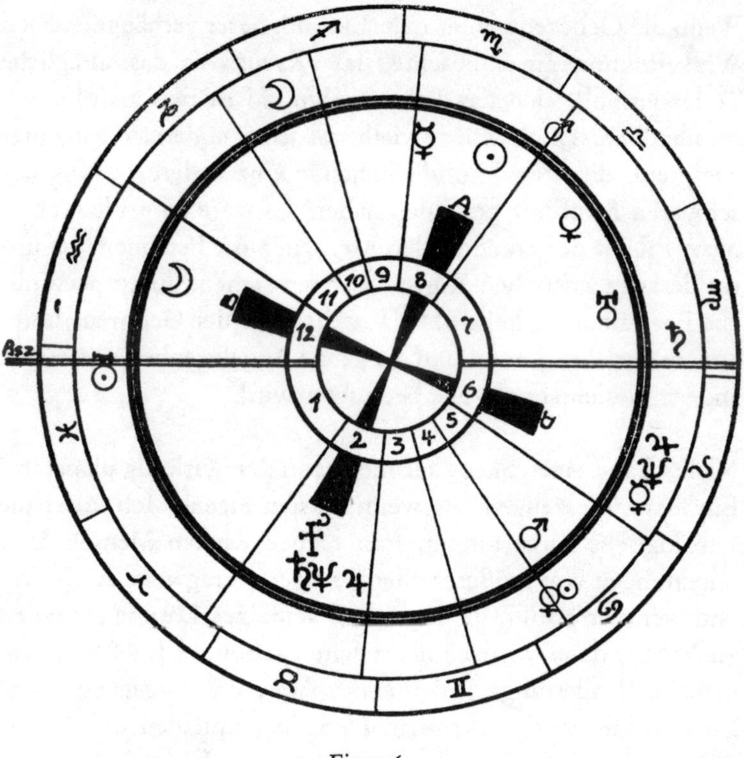

Figur 6

□ zur ☉ sowie zu ♄. Auch hier sehen wir die bei Figur 5 erwähnte kritische Kreuzform der Gestirnkonstellationen scharf hervorgehoben. Bei A und C befinden sich ☉ und ♄ in ☍, während bei B der ☽ sich befindet. Die Stelle D ist zur Zeit der Geburt frei von Planeten, doch treffen hier die □ und ☍ Aspekte von ♄, ☉ und ☽ zusammen. Am Tage des Ereignisses sehen wir, daß ☿, ♆, ♃ an Stelle D sich grupppieren; das war am 30. Juni 1920. Hierdurch kam die Geborene unter jene kritischen Einflüsse, die das Geburtshoroskop ausprägt. Erschwerend trat noch hinzu, daß ♅ den Aszendenten überschritt und hierbei in ☍ zu ♄ sich befand, ♂ an der Spitze des achten Hauses war, ☉ und ♀ in ☌ zu ♂ Radix traten.
Wenn die Geborene unter dem Einfluß dieser verhängnisvollen Winkelbildung (man beachte, das »Kreuz« ist das alltägliche Todessymbol!) sich das Leben nahm, so ist dies astrologisch verständlich. Doch würde vielleicht jeder andere, nicht unter besagtem, direkten Einfluß Stehende eine andere Lösung der schweren Konflikte gefunden haben. Es wäre zu prüfen, ob es nicht Pflicht der erkennenden Menschen ist, Personen, die unter derartig kritischen Konstellationen stehen, durch persönliche Beeinflussung helfend beizustehen, bis der Geborene unter andere Aspekte kommt und die ganze Angelegenheit von einem andern Gesichtspunkt aus betrachtet wird.

Nichts kann einen Skeptiker mehr von der Wirkung planetarer Einflüsse überzeugen, als wenn er sein eigenes Ich unter die astrologische Lupe nimmt. Fast täglich hat ein Mensch Entscheidungen von größerer oder geringerer Tragweite zu treffen, und wenn er glaubt, die beste und »einzige« Lösung gefunden zu haben, dann wird er nicht selten schon nach 24 Stunden, manchmal allerdings bedeutend später, die entgegengesetzte Lösung für richtig erkennen. Deshalb empfehlen die Weisen Ruhe und Gelassenheit als bestes Mittel zur Überwindung kritischer Situationen. Der Volksmund sagt, ein großes Leid dauere gewöhnlich drei Tage und man solle wichtige Angelegenheiten einmal überschlafen. In dieser Zwischenzeit wirken oft schon günstigere Gestirneinflüsse, und man hat bessere »Einfälle«.

Man prüfe nur einmal ehrlich sich selbst und vergleiche die Stellungen der Planeten an den jeweils wichtigen Tagen, und man wird erkennen müssen, daß unser ganzes Tun und Denken sehr stark von kosmischen Einflüssen bedingt ist – deren Macht und Tatsächlichkeit wir zwar erkennen müssen, das »Weshalb« und »Warum« uns aber doch in hohem Maß unergründlich bleibt, es sei denn, daß sich in uns das Auge der Weisheit, wie in Paracelsus und Jakob Böhme, erschließt. Der Intellekt kann für derlei Probleme nur partielle Lösungen finden, sie aber nie in einem Nu in ihrer Totalität erfassen oder erschauen.

Figur 7 bringt in bezug auf Krankheitserscheinungen noch einen sehr prägnanten Fall. Im Geburtshoroskop sehen wir die Planeten ebenfalls in Quadrat-Winkelstellung, Aspektgruppen bildend.

Bei A im 6. Haus steht ☽ und ⛢, bei B ☉, ☿, ♀, bei C ♂, ♃, ♆. Die gegenseitigen □ und ☍ Aspekte fallen auf diese Stellen sowie auf die Stelle D, in welcher zur Zeit der Geburt keine Planeten sich befanden. Die Horoskopeignerin wurde am 17. Februar 1895, nachmittags 1 Uhr, geboren und mußte unter plötzlichen Erkrankungserscheinungen am 12. September 1920 einem Krankenhaus zur Pflege übergeben werden.

Krankheitsauslösend wirkte die Gruppierung, ja Massierung der vielen Planeten an Stelle D. Wir sehen hier an diesem kritischen 12. September 1920 die Planeten ♆, ♃, ☽, ♄, ☉ und ☿ eng zusammenstehen, förmlich »angehäuft«, während gleichzeitig an Stelle A der Übeltäter ♂ in □ dazu transitiert.

Es zeigt sich an diesem Beispiel offensichtlich, daß kritische Zeiten durch entsprechende Planetenstellungen angegeben sind. Da die Planetenbewegungen und Planetenstandorte Jahre voraus zu bestimmen sind, so besitzen wir auch die Möglichkeit, derartige kritische Zeiten im voraus festzulegen. Ein wei-

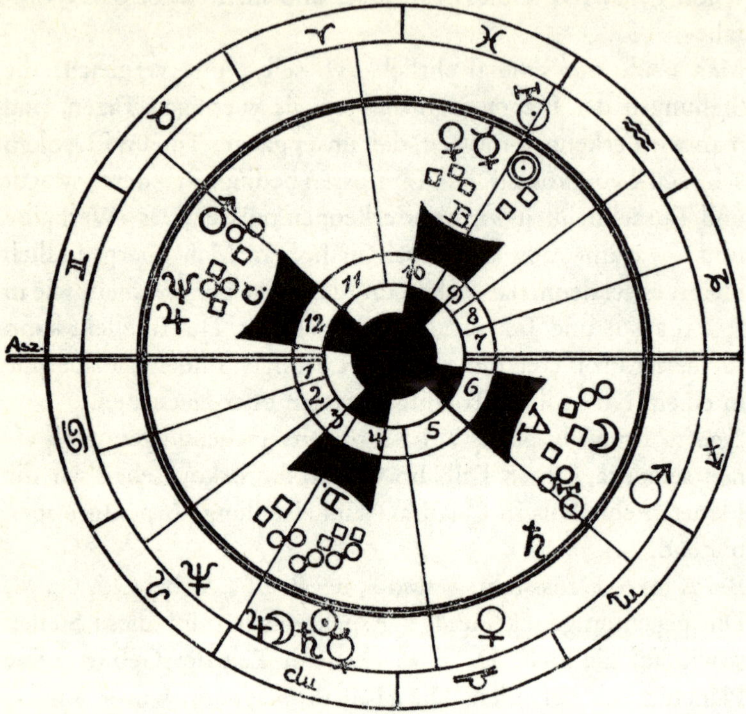

Figur 7

terer Schritt ist der, daß man die Art der Erkrankung aufgrund zuverlässiger Regeln festzustellen sucht. Gerade auf diesem Gebiet gibt es viel Studienmaterial zu sammeln und zu bearbeiten. Doch berechtigen bereits die bisher gewonnenen Resultate zu besten Hoffnungen, und es kann tieferdenkenden Ärzten nur dringend geraten werden, sich mit der Astrologie vertraut zu machen. Eine einzige Gegenüberstellung von Tatsachen, wie die vorliegende, dürfte zum Nachdenken Veranlassung geben. KOPPENSTÄTTER begründet dies damit, daß er, ohne selbst Arzt zu sein oder die Astralmedizin als Spezialfach zu betreiben, in einem andern Fall imstande war, aufgrund der übergebenen Geburtsdaten zu prognostizieren, daß die Geborene eine schwere Verwundung mit nachfolgender Sepsis durch Eiterherdbildungen erlitt. Diese Prognose hat sich als richtig erwiesen. Weiterhin weiß ich auch, daß zwölf Ärzte, nachdem sie einige Tage die Krankheitssymptome unseres Falles *Figur 7* gründlich untersucht hatten, »Bauchschwangerschaft« diagnostizierten. Daraufhin entschlossen sie sich zu einer Operation, die sie für unbedingt notwendig erachteten und auch vornahmen. Aber diese Diagnose hatte sich als nicht richtig erwiesen. Nach der Operation lautete der neue Befund: Schwangerschaft normal. Krankheitsursache: Leber mit Niere verwachsen. Ob letztere Diagnose wirklich richtig war, entzieht sich der Kenntnis KOPPENSTÄTTERS. Astrologisch scheint ihm auch diese Diagnose nicht begründet.

Zur Ergänzung des bisher Gesagten lasse ich nun Erfahrungen des bekannten Astrologen RICHARD HEINRICH ROHM folgen, weil aus diesen hervorgeht, daß astrologische Diagnosen und Prognosen nicht immer so einfach und leicht zu stellen sind, wie der Nichtfachmann es sich denkt.

Er sagt: Es ist nicht so sehr unsere Aufgabe, Krankheiten mittels der Astrologie heilen zu wollen, sondern Krankheiten und Veranlagung zu gewissen Krankheiten durch astrologische Berechnungen bzw. durch Horoskopie zu erkennen. Wenn wir wissen, zu welchen Krankheiten wir neigen, können wir uns vorbereiten, daß die zu erwartenden gesundheitlichen Störungen nicht unverhofft über uns kommen. Wir können ihnen beizeiten mit geeigneten Mitteln und durch ein entsprechendes Verhalten entgegenwirken. So sollte sich ein Mensch, bei dem sich Herzaffektionen einstellen können (ersichtlich aus der planetarischen Konstellation bei seiner Geburt), sportlich auf keinen Fall überanstrengen, mag er sich auch kerngesund fühlen und noch nicht aus Erfahrung wissen, daß er für Herzaffektionen empfänglich ist.

Eine Person, der das Horoskop Störungen der Nieren- und Leberfunktion anzeigt, kann durch den Verzicht auf alkoholische Getränke drohenden Beschwerden entgegenwirken, solange sie sich noch gesund fühlt.

Das Gebiet der astrologischen Krankheitsdeutung ist zwar noch ziemliches Neuland, aber schon durch Tatsachen erhärtet. Man spricht von Widderkrankheiten, Stierkrankheiten, Zwillingskrankheiten usw. Man sagt: Widder beherrscht den Kopf und seine Krankheiten; Stier beherrscht den Hals und die Sprechorgane und die dort vorkommenden Störungen; Zwillinge beherrschen Arme, Schultern, Hände, Lungen und deren Erkrankungen (s. Abb. Seite 58).

Wichtig ist es, diese Störungen astrologisch nachzuweisen. Meist wird es der Fall sein, daß vorkommende Störungen durch ungünstige Planeten hervorgerufen werden, die sich in den entsprechenden Tierkreiszeichen aufhalten, aber nicht immer! Wir werden das aus den folgenden Beispielen ersehen. – Ein Mensch zum Beispiel, der bei seiner Geburt Saturn im Tierkreiszeichen Löwe in kritischer Bestrahlung hat, wird zu Herzaffektionen, Herzleiden neigen; dies ist rasch ersichtlich. Ist das Tierkreiszeichen, das den kranken oder zur Erkrankung neigenden Körperteil beherrscht, dagegen unbesetzt, dann beginnt die Sache schon schwieriger zu werden. Beispielsweise hatte einer meiner Freunde jahrelang unter einer schweren Erkrankung des Gehörganges zu leiden, ohne daß das Zeichen Widder, das das Ohr beherrscht (wie auch die andern Organe des Kopfes, mit Ausnahme der Nase) einen Planeten aufwies, der dieses Zeichen kritisch besetzte.

Bei der astrologischen Krankheitsdeutung wird aber das sechste Haus, das die Gesundheitsverhältnisse des Menschen im Horoskop anzeigt, in wichtigster Weise mit in Betracht gezogen. Das sechste Haus kann von jedem der Tierkreiszeichen besetzt sein, je nachdem die Geburt morgens, mittags, abends oder nachts erfolgte. Das Tierkreiszeichen, das im sechsten Haus liegt, wird also durch die Geburtsstunde bestimmt. Bekanntlich wird jedes Tierkreiszeichen von einem der Planeten »beherrscht«, das heißt, jeder Planet hat in einem der Tierkreiszeichen sein Domizil oder seine »Heimat«.

Mars	gehört zu Widder und Skorpion
Venus	gehört zu Stier und Waage
Merkur	gehört zu Zwillinge und Jungfrau
Mond	gehört zum Krebs
Sonne	gehört zum Löwen
Jupiter	gehört zum Schützen und zu den Fischen (zum Fischezeichen gehört auch Neptun)
Saturn	gehört zu Steinbock und Wassermann (zum Wassermann gehört auch Uranus).

Finden wir an der Spitze des sechsten Hauses zum Beispiel das Tierkreiszeichen Steinbock, so wissen wir damit auch, daß Saturn Herr über die Krankheiten des Horoskopeigners ist. Diese Feststellung ist insofern wichtig, als wir im sechsten Haus, dem Haus der Krankheiten, oft keinen Planeten vorfinden.
Zusammenfassend können wir sagen: Die astrologische Krankheitsdeutung ist dann einfach, wenn wir im Horoskopfeld im sechsten Haus einen Planeten vorfinden, der dazu kritisch von anderen Planeten aspektiert wird. Die astrologische Krankheitsdeutung ist schwierig, wenn wir im sechsten Haus keinen Planeten vorfinden und der Herr des im sechsten Haus liegenden Tierkreiszeichens uns nichts weiter zu sagen weiß.

Vor mir liegt das Horoskop eines Mannes, der am 29. Dezember 1912, vormittags, geboren wurde. Dieser Herr hatte eine bedrohlich schwere **Mittelohrentzündung.** Mittelohrentzündung ist eine Krankheit des Kopfes und müßte im Zeichen Widder ersichtlich sein. Das Zeichen Widder ist unbesetzt, und im sechsten Haus liegen die Zwillinge, welches Haus ebenfalls unbesetzt ist. Wir haben es also hier mit einem der schwierigen Fälle in der astrologischen Krankheitsdeutung zu tun.

In den Zwillingen ist Merkur der Herrscher. Dieser Planet stand im Geburtsaugenblick mit dem Planeten Mars in naher Konjunktion. Dieser Stand zeigt uns, daß der Geborene zu entzündlichen fieberhaften und schmerzhaften Krankheiten neigt. Aber wo diese zum Ausbruch kommen, das zeigt uns die Konjunktion nicht ohne weiteres. Im genau berechneten Horoskop stand jedoch diese Konjunktion direkt über dem Aszendenten, das heißt über dem ersten Haus, und das erste Haus harmoniert wieder mit dem Kopf und dem Widder!

Dieses Beispiel zeigt, daß wir uns neben das Bild auf Seite 58 ein zweites hinzudenken müssen, nämlich ein Bild

auf dem über dem Kopf der Person eine EINS steht
das heißt Kopf (Widder) = 1. Haus im Horoskop

über dem Hals eine ZWEI
das heißt Hals (Stier) = 2. Haus im Horoskop

über den Armen und Lungen eine DREI
das heißt Arme, Lungen (Zwillinge) = 3. Haus im Horoskop

über dem Magen eine VIER
das heißt Magen (Krebs) = 4. Haus im Horoskop

über dem Herzen eine FÜNF
das heißt Herz (Löwe) = 5. Haus im Horoskop
usw.

Diese beiden Bilder benötigen wir zur astrologischen Krankheitsdeutung.
Dem Verfasser ist ein Herr mit einem **schweren Sprachfehler** bekannt, eine Krankheit der Sprechorgane. Diese Erkrankung müßten wir dem Zeichen Stier zuschreiben. Im Stier herrscht die Venus, und der Herr, der am 1. Mai 1881 geboren wurde, hatte die Venus in enger Konjunktion mit dem Planeten Neptun. Sein Horoskop weist eine große Konjunktion von Sonne, Saturn, Jupiter, Neptun und Venus im Zeichen Stier auf. Diese Konjunktion hält sich dazu noch im dritten Haus auf. Die ganze Konstellation läßt die Erklärung zu, daß der Betreffende im Reden und Sprechen sehr behindert ist.
In einem anderen Fall wurde ein Mann, geboren 12. November 1908, von einem **chronischen Halsleiden** sehr geplagt. Das Horoskop zeigt im sechsten Haus, dem Krankheitshaus, keinen Planeten. Auch der Herr des sechsten Hauses, der Mond, deutet nicht auf Halserkrankung. Aber wir haben den Planeten Saturn im Widder (= Kopf) in Opposition mit der Venus, die im Stier (= Hals) herrschend ist.

Wir werden auch aus den folgenden Beispielen ersehen, daß hauptsächlich Saturn in der Veranlagung zu bestimmten Krankheiten eine wichtige Rolle spielt.
Personen, die an Magenstörungen oder Krebs erkranken, haben oft das Zeichen Krebs oder den Mond in kritischer Aspektierung. Eine mir bekannte Dame, am 17. Februar 1893 geboren, starb an **Magenkrebs.** Im Horoskop zeigte sich der Mond in den Fischen in scharfem Quadrat mit dem Planeten Neptun. Der verletzte Neptun zeigt meist unheilbare Leiden an, wie dies in dem erwähnten Beispiel auch der Fall war. Den Krankheitsplaneten Saturn hatte die Dame in der Waage, und es war daher nicht verwunderlich, daß auch Nieren und Galle sehr in Mitleidenschaft gezogen wurden.

Eine mir bekannte junge Dame starb an **Lungentuberkulose.** Das Horoskop zeigte Saturn im Stier in einem kritischen Aspekt mit der Sonne. Eigentlich müßte aus dieser Konstellation auf Halsleiden geschlossen werden. Aber schon wochenlang vor dem Tod konnte die Betreffende nicht mehr laut sprechen. Daß der Kehlkopf hier in Mitleidenschaft gezogen wurde, erklärte sich aus dem kritischen Saturnstand. (Es lag hier neben Lungentuberkulose wohl auch Kehlkopftuberkulose vor. Surya.)

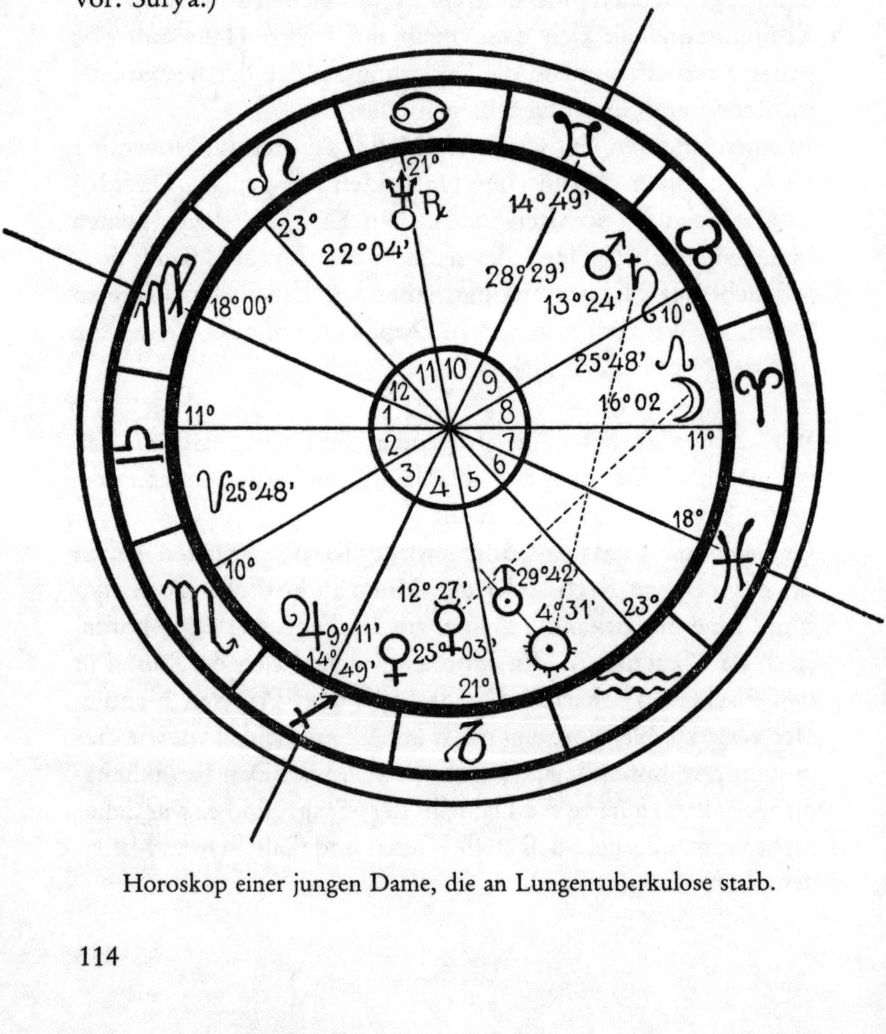

Horoskop einer jungen Dame, die an Lungentuberkulose starb.

Von Zeit zu Zeit besuchte mich ein kleiner Freund und bat um Briefmarken, die er wohl sammelte. Ich wußte, daß sein kleines **Herz** nicht allzu gesund war und erkundigte mich nach seinem Geburtstag. Er war am 3. November 1918, nachmittags 11 Uhr 30, in Stuttgart geboren. Ich muß gestehen, daß ich beim Anblick des daraufhin erstellten Horoskops erschrak. Im sechsten Haus lag das Zeichen Steinbock, das vom Saturn beherrscht wird. Saturn stand im ersten Haus in schlechtestem Oppositionsaspekt von Uranus, in kritischem Merkurquadrat. Saturn

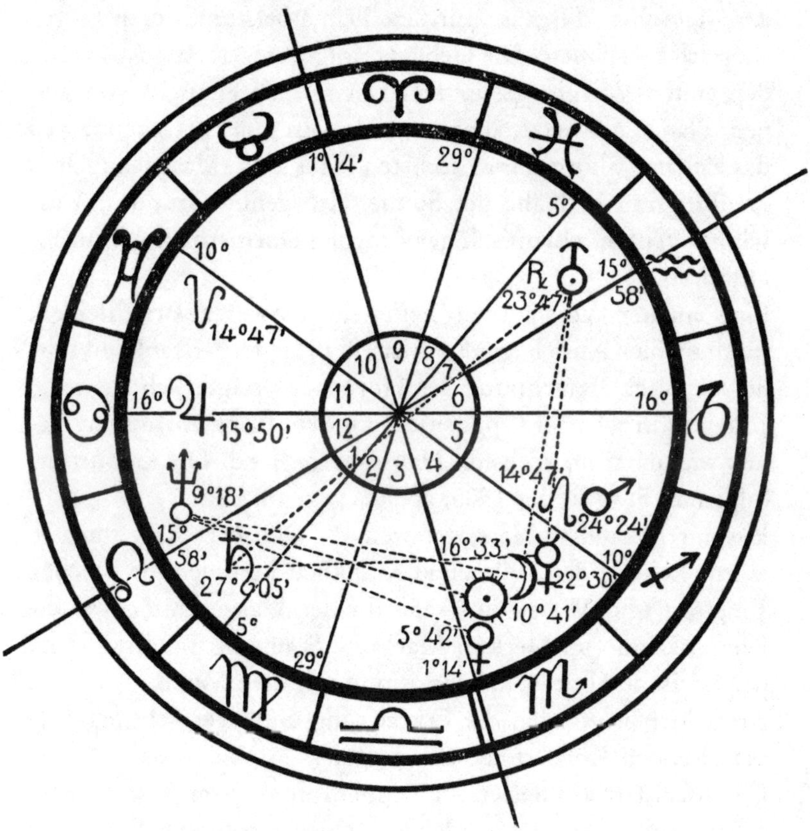

Horoskop eines herzleidenden Knaben (3. November 1918)

und Uranus waren also ziemlich exakt 180 Grad voneinander entfernt, und Saturn und Merkur zeigten eine Entfernung von annähernd 90 Grad. Dazu stand der Saturn im Löwen, welcher das Herz und dessen Funktion beherrscht. – Schon bald stand ich am Grab dieses Jungen; er konnte nicht gerettet werden.

In unseren Beispielen über astrologische Krankheitsdeutung kommen wir zum sechsten Zeichen Jungfrau. Dieses Zeichen beherrscht den Darm (die Eingeweide), die inneren Körperteile des Menschen. Hier ist mir eine Dame bekannt, deren Horoskop ich berechnete. Die Geburt erfolgte am 31. August 1910 in den ersten Vormittagsstunden. Das sechste Haus ist von keinem Planeten besetzt, aber – der Mars ist hier herrschend, weil das Zeichen Skorpion im sechsten Haus liegt. Mars fand ich in der Jungfrau in Nähe der Sonne, also genug Grund, um die schon latenten, **chronisch** gewordenen **Darmstörungen** nachzuweisen.

Eine meiner Verwandten hatte ein **schweres Bruchleiden.** Nach meiner Ansicht mußte hier eine Jungfrau-Krankheit vorliegen. Nach Berechnung des Horoskops zeigte sich Venus in Jungfrau in scharfer Opposition mit dem Planeten Jupiter. Venus war dazu im sechsten Hause herrschend. Die Geburt erfolgte am 5. Oktober 1903, abends gegen 8 Uhr.

Ein mir bekannter Herr, geboren 17. Oktober 1878, starb an einem **Leberleiden.** Für diese Krankheit kommen die Zeichen Jungfrau und Waage in Frage. In der Waage hatten wir die Konjunktion von Merkur, Mars und Sonne, in Jungfrau stand der kritische Uranus in Opposition mit dem Mond.

Auch hier zeigte sich die Erkrankung und »Vernichtung« des betreffenden Körperteils sehr deutlich.

Geschlechtskrankheiten setzen im Horoskop einen schlechten Venus- oder Marsstand oder ein schlecht besetztes Skorpion-Zeichen voraus. Hier ist mir der Fall eines Herrn genau bekannt, der Ende Dezember 1895 geboren wurde. Hier war die Konjunktion von Saturn, Uranus und Venus im Zeichen Skorpion zu verzeichnen.

Hüften und Oberschenkel beherrscht das Zeichen Schütze. Dessen kritische Besetzung löst **Gelenkrheumatismus,** Hüft- und Kniegelenkentzündungen aus. Für diese Erkrankung habe ich in meiner Sammlung einige sehr treffende Beispiele. Eine Dame, am 19. März 1902 in den Nachmittagsstunden geboren, hat in ihrem Horoskop den Uranus im Schützen in kritischer Verbindung mit der Sonne, die in den Fischen steht. Tatsächlich

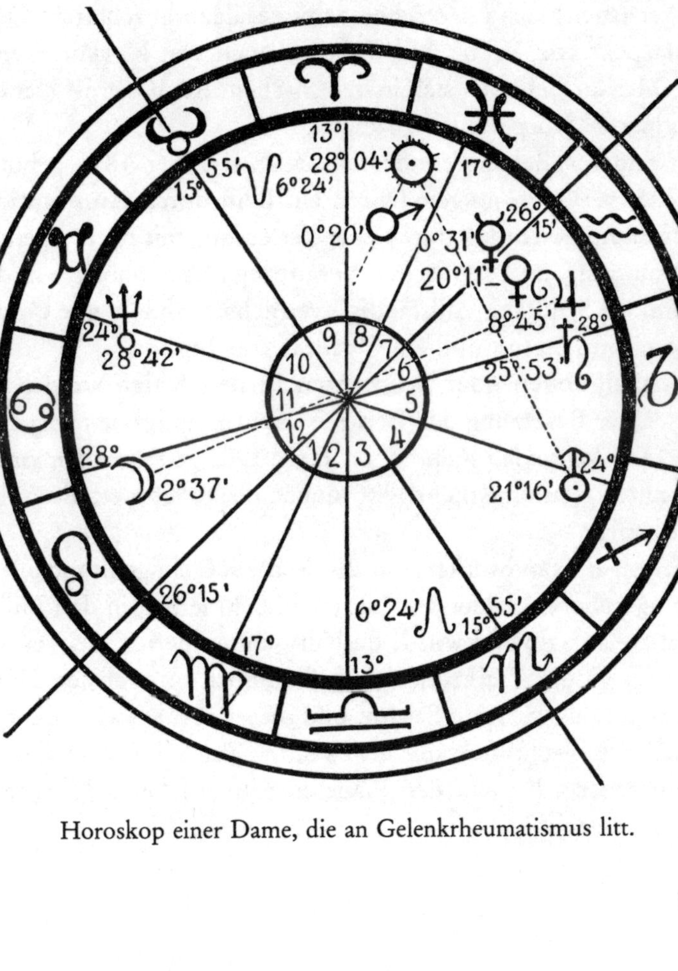

Horoskop einer Dame, die an Gelenkrheumatismus litt.

war die Geborene ein Jahr ans Bett gefesselt. Dazu stand Jupiter im Geburtsaugenblick im sechsten Haus im Wassermann (diesem Zeichen unterstehen Beine und Waden) in kritischem Aspekt mit dem Mond. Der Mond dabei im Löwen (Herz) löste noch kleinere Herzaffektionen aus. Die Dame konnte aber geheilt werden, da einige gute Aspekte anderer Planeten ihre Lebenskraft stärkten.

Einer meiner Freunde hatte in seinen Jugendjahren sehr unter Gelenkrheumatismus zu leiden. (Geboren 17. März 1901 in den Vormittagsstunden.) Sein Horoskop zeigt wieder den Uranus im sechsten Haus im Zeichen Schütze, dazu in scharfem Quadrataspekt von Venus und teilweise auch von Merkur. Venus wie Merkur befinden sich in den Fischen. Auch hier ist klar der »verletzte« Körperteil angezeigt.

Ein anderer Bekannter, der am 3. November 1891 geboren wurde, verlor in jungen Jahren ein **Bein** durch **Amputation,** notwendig geworden durch eine Verletzung mit nachfolgender Entzündung und septischer Vergiftung. Hier haben wir den Mond im Schützen vollständig »vernichtet« durch eine Opposition von Neptun und ein Quadrat von Jupiter.

Beschädigungen oder Schmerzen in den Knien werden bei schlechter Besetzung des Tierkreiszeichens Steinbock angedeutet. Hier kenne ich mehrere im Jahre 1902 geborene Personen, die unter gesundheitlichen Störungen dieses Körperteils zu leiden haben.

Ein junger Handwerker, am 20. Mai 1906 einige Stunden vor Mittag geboren, leidet seit Jahren an Schmerzen in den Füßen (Plattfußanlage) und wurde deshalb schon operiert. Sein Horoskop zeigt das Tierkreiszeichen Steinbock im sechsten Haus. Im Steinbock herrscht Saturn, und dieser Planet steht außerordentlich schlecht bestrahlt im zwölften Zeichen Fische, das die Füße beherrscht. Auf den Planeten Saturn fallen zwei scharfe Quadrataspekte.

Betrachten wir den Gesundheitszustand des Menschen unter astrologischen Gesichtspunkten, so eröffnen sich uns außerordentlich interessante und wunderbare Erkenntnisse. Wir gewinnen einen weiten Einblick in das Werk des Schöpfers, wie er mit unendlich weisen Naturgesetzen alles Leben bis ins kleinste regelt. Selbst das Prinzip des Bösen und der Zerstörung, das allem Geschaffenen nur eine beschränkte Zeitdauer des Bestehens zuläßt, ist in seinen Gesamtplan einbezogen. Es sind die großen Widerstände, die sich dem fröhlichen Wachstum, Leben und Gedeihen entgegenstellen und es zwingen, den Widerstand, die Hemmung zu überwinden, also in sich selbst zu erstarken oder zugrunde zu gehen.

Außerordentlich wichtig ist es, nunmehr auch feststellen zu können, wann die im Radixhoroskop angezeigten Störungen in Erscheinung treten werden und wie sie dann verlaufen, womit wir das nicht minder wichtige und schwierige Feld der Krankheitsprognose auf astrologischer Basis betreten.
Gewisse Krankheiten, die durch bestimmte planetarische Konstellationen im Radixhoroskop exakt angedeutet sind, werden sich bei den meisten Menschen schon von Jugend auf in starkem oder weniger kräftigem Maße bemerkbar machen. Wir erleben aber auch Fälle, in denen eine im Radixhoroskop angedeutete Krankheit ganz früh oder aber erst sehr spät in Erscheinung tritt.
Wichtig ist also der Moment der Auslösung. Zu dessen Bestimmung dienen Primärdirektionen, Transite usw., wie wir bereits gehört haben.
Ebenso wichtig ist auch die Unterscheidung zwischen dem »Erreger« und »Verursacher« der gesundheitlichen Störung. Kennen wir den planetarischen Erreger und Verursacher, so können wir schon einigermaßen Schlüsse ziehen, wie lange eine gesundheitliche Störung dauern wird, ob sie sich kräftig oder

weniger kräftig bemerkbar macht und ob eventuell sogar ein tödlicher Ausgang zu befürchten ist. Das alles sind für den Heilkundigen natürlich ebenso wichtige Fragen wie für den Kranken und dessen Familie selbst. Allein daraus geht schon hervor, welch große Dienste astrologische Diagnosen und Prognosen unter günstigen Umständen leisten können.

Natürlich ist die Sache nicht immer so einfach und eindeutig, wie man als Laie glaubt. Es kommen oft Fälle vor, wo in einem Radixhoroskop eine Planetenhäufung in einem Tierkreiszeichen sich zeigt. Wollte man alle diese Planeten als Krankheitsverursacher in Betracht ziehen, so ergäben sich so viele Krankheitsmöglichkeiten, daß es bei der astrologischen Beurteilung äußerst schwierig wäre, eindeutig festzustellen, welche gravierende Erkrankung nun eigentlich durch das Horoskop angezeigt ist, beziehungsweise in Erscheinung treten wird. Dazu gehört schon ein gewisses astrologisches Fingerspitzengefühl, das wohl angeboren sein muß. Und damit wird die medizinische Astrologie mehr Kunst als Wissenschaft, wie wir ja auch zwischen der Medizin als Wissenschaft und der Heilkunst eine begründete Unterscheidung machen. Nachfolgend dafür zwei Beispiele:

Der Eigner des nachfolgenden Horoskops, Dr. H., ist mir sehr gut bekannt, ein äußerst fähiger Kopf, der sein Doktorexamen als Volkswirt erfolgreich abgelegt hat. Wir finden hier eine Planetenhäufung im Tierkreiszeichen Schützen. Wir könnten nun zu dem Schluß kommen, daß bei Erkrankungen des Horoskopeigners hier die »Schützekrankheiten« in Betracht kämen. Er erkrankte aber Ende des Jahres 1929 an einem **Lungengangrän,** einem Abszeß an der Lunge. Für alle Lungenkrankheiten kommt aber das Tierkreiszeichen »Zwillinge« in Frage. Betrachten wir unser Horoskop, so finden wir, daß das Zeichen Zwillinge gerade das Oppositionszeichen oder »das gegenüberliegende« von Schütze ist. Diese sehr schwere und gefährliche

Erkrankung wurde ausgelöst, als im Jahre 1929 der Planet Jupiter das Tierkreiszeichen Zwillinge durchschritt, also sich in genauer Oppositionsstellung zu den Planeten im Zeichen Schütze befand. Ein Arzt, der diese Feststellung selbst machen kann, kann auch genau sagen, wie lange der Betreffende zu leiden hat. Und in diesem Fall erfüllte es sich genau, daß die Besserung eintrat, als Jupiter die Zwillinge wieder verlassen hatte (allerdings hat der Mann heute nur noch eine Lunge).

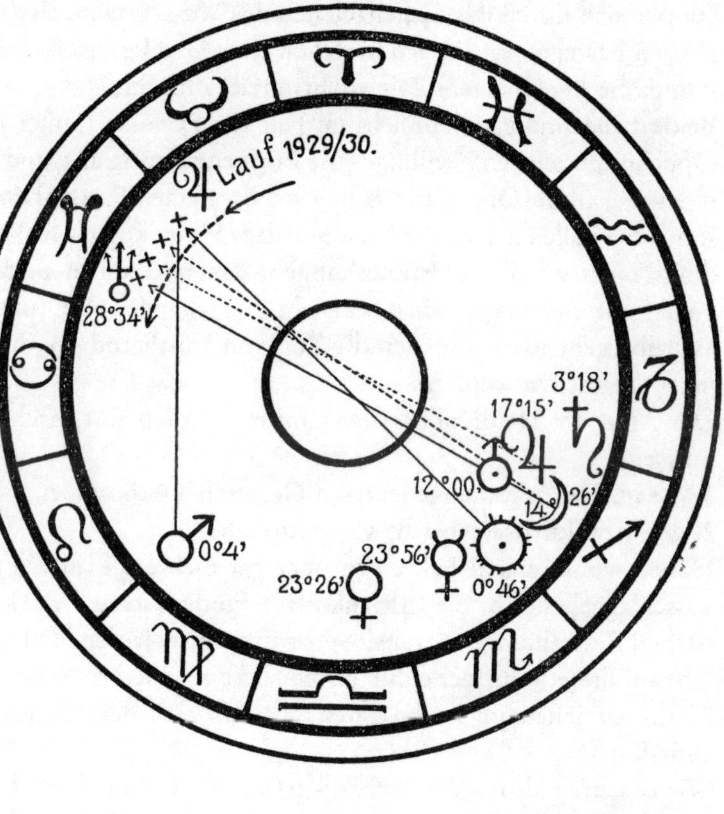

Horoskop von Dr. H., geboren 23. November 1900

Einen weiteren, ganz ähnlichen Fall kann ich (Rohm) dem Leser an meinem eigenen Horoskop demonstrieren. Ich habe von neun Planeten sechs im Tierkreiszeichen Wassermann, darunter den Saturn. Wassermann beherrscht auch Lungen und Bronchien, und ich habe an **Bronchialkatarrhen** jährlich zu leiden, wobei sich bei entsprechender Behandlung die Sache immer wieder bessert. Noch nie jedoch habe ich an irgendwelchen Herzaffektionen gelitten, und sportliche Betätigung war mir in jungen Jahren direkt ein Bedürfnis. Da, im Sommer 1932, als Jupiter sich durch das Gegenzeichen des Wassermann, also im Löwen bewegte, erlebte ich plötzlich eine Art Herzmuskellähmung, die mich längere Zeit arbeitsunfähig machte.
Beide Fälle sind ganz ähnlich: im Fall Dr. H. löste Jupiter im Oppositionszeichen Zwillinge eine **Lungenstörung** aus, und in meinem Fall im Oppositionszeichen Löwe eine **Herzstörung.**
In beiden Fällen neigen die Personen dem Horoskop nach allerdings nicht zu diesen Erkrankungen, daher waren in beiden Fällen die Störungen auch nur vorübergehender Art (unter »vorübergehend« kann auch die Zeit von annähernd drei Monaten angesehen werden).
Der Arzt, der Heilkundige, der Chirurg werden also beachten müssen

1. die im Horoskop angedeuteten Gesundheitsstörungen,
2. den Krankheitserreger bzw. -verursacher.

Haben wir in einem Fall einen oder gar mehrere Planeten als ausschlaggebend für die Erkrankung gefunden, so sind alle kritischen Bestrahlungen (Transite oder progressiv laufende Planeten) auf diese Verursacher hin genau zu kontrollieren. Auch das Tierkreiszeichen ist zu beachten, in dem sich der »Erreger« aufhält.
Wir beachten also: »Verursacher« ist der im Geburtshoroskop stehende Planet. »Erreger« nenne ich denjenigen Planeten, der die im Geburtshoroskop angezeigte Störung zur »Auslösung«

bringen kann. Man könnte also den »Erreger« vielleicht treffender den »Auslöser« oder den »auslösenden Planeten« nennen. Zum Schluß seien noch zwei Beispiele gebracht, um Erkrankungen zu erkennen, die auf den ersten Blick den Horoskopeigner gar nicht betreffen, oder zu denen er nicht neigt, wenn man bloß die Stellung der Planeten in einem bestimmten Tierkreiszeichen beachtet. Erwägt man aber auch das Haus, in dem die Krankheitsverursacher bzw. -erreger oder -auslöser stehen, so kommt man zu ganz anderen Schlüssen, und diese können sogar die richtigeren sein. Daraus folgt, daß man stets auch Auslösungsmöglichkeiten und Ausdeutungen verschiedener Art berücksichtigen muß.

Ein Fall von Schwermut

Bei meiner astrologischen Tätigkeit wurde mir der Fall einer Dame bekannt, welche Sonne in Konjunktion mit Saturn im Tierkreiszeichen Zwillinge im zwölften Haus stehen hatte. Nach dieser Konstellation hätte man auf Lungenstörungen schließen können. Das Tierkreiszeichen Zwillinge ist aber auch für Gemütsstimmungen, Gemütsverfassung und geistige Anlagen maßgebend. Finden wir hier die Konjunktion von Saturn und Sonne im zwölften Haus eines Horoskops, so ist schwermütige Veranlagung, die sich bis zur vollständigen Melancholie und Apathie steigern kann, sicher eine von Geburt gegebene Veranlagung.

Beispiel für eine Nierenstörung

Eine mir ebenfalls bekannte Dame, geboren 4. Dezember 1904, hat Mars in der Waage in scharfem Quadrat mit Neptun. Mars ist demnach als der gefährliche Planet im Horoskop anzusehen. Die Waage beherrscht die Nieren. Die Dame erkrankte 1931 sehr schwer an einer Nierenbeckenentzündung und hatte sich auch nachher stets vor denselben Störungen in acht zu nehmen.

Nach diesen aus dem Leben gegriffenen Beispielen findet man es begreiflich, wenn HIPPOKRATES sagt: »Wer will sich nicht fürchten, einem solchen Arzte unter die Hände zu geraten, der sich nicht nach dem Himmelslauf zu richten weiß? Denn ein solcher mag wohl für einen Blinden gehalten werden.« Oder: »Ein Medicus, der in der Sternkunst unerfahren ist, gleicht einem Auge, welches keine Kraft zum Sehen hat.«

Schlußbetrachtung

(G. W. Surya)
Fassen wir das bisher Gesagte zusammen, so ergibt sich wohl von selbst die Schlußfolgerung, daß Astrologie kein Aberglaube, sondern eine Disziplin der Geheimwissenschaften ist, die ernste Beachtung verdient, selbst wenn man zugeben muß, daß dieses an sich uralte Wissen für uns Heutige erst wieder eine Wissenschaft werden muß.

Dafür zwei Hauptgründe. Erstens gelangten von der klassischen Astrologie der alten Eingeweihten nur Bruchstücke auf uns. Wir sind angewiesen, unser Wissen aus Büchern zu erwerben. Die Ergänzung der fehlenden Stücke ist eine Riesenarbeit. Hand in Hand mit dieser notwendigen Ergänzung unseres heutigen astrologischen Wissens müßte die Überprüfung und Bestätigung der von den alten Astrologen übernommenen Regeln und gleichzeitig deren Vervollständigung und zeitliche Anpassung erfolgen. Dazu aber bedarf es der Arbeit von Jahrzehnten. Tausende, besser noch Zehntausende von Horoskopen müßten sorgfältig berechnet und ausgelegt werden. Es müßten die weiteren Schicksale der betreffenden Personen verfolgt und laufend geführt werden, um zu sehen, ob und inwieweit sich die astrologischen Prognosen erfüllt haben oder nicht. Es müßten zu diesem Zweck astrologische Archive und Zentralarchive, nach einheitlichen Grundsätzen arbeitend, angelegt werden.

Vielleicht ist die Zeit nicht mehr allzufern, wo höhere Lehranstalten ihre Schüler, Krankenhäuser ihre Patienten, Versicherungsgesellschaften ihre Klienten, aber auch Besserungs- und Strafanstalten ihre Insassen in dieser Weise astrologisch laufend führen, um zu sehen, wie sich das Schicksal dieser Menschen, ob gut oder böse, hoch oder niedrig, einfältig oder gelehrt, im weiteren entwickelt. Nur so, im engsten Kontakt mit dem praktischen Leben, kann sich die Astrologie von heute als mo-

derne Wissenschaft weiterentwickeln und sich jene Beachtung erringen, die ihr gebührt.
Zweitens sind die Einflüsse der neueren Planeten Uranus, Neptun und Pluto noch nicht restlos erforscht und bekannt. Man sieht in Uranus und Neptun eine höhere Oktave von Merkur und Venus. Es gibt jedoch heute verhältnismäßig nur wenige Menschen, die jene verfeinerte, ätherische Gehirnorganisation wie überhaupt eine genügend hohe psychische und spirituelle Entwicklung besitzen, um auf die subtilen Einflüsse von Uranus und Neptun zu reagieren. Es wird auch behauptet, jeder Weltkörper werde für die Bewohner unserer Erde erst dann sichtbar (oder von ihnen entdeckt), wenn das planetare Leben sich so weit entwickelt habe, daß es für die Einflüsse dieser neuen Gestirne empfänglich geworden sei. Je mehr die Menschheit ihre höheren, das heißt spirituellen Fähigkeiten entwickelt – welche Entwicklung ohne ethische und moralische Höherentwicklung unmöglich vor sich gehen kann –, desto mehr wird der Einfluß von Merkur und Venus, wenigstens was deren niedere Aspekte betrifft, abnehmen. Desto mehr werden wir aber auch den schlimmen Einflüssen von Saturn und Mars entwachsen. Das mag aber Jahrhunderte, vielleicht noch Jahrtausende dauern, bis die Menschheit insgesamt diese höhere Stufe erreicht. Nur ganz wenige hochentwickelte Menschen jedenfalls dürften heute schon für die Einflüsse dieser transneptunischen Planeten empfänglich sein. Die Mehrzahl der Menschheit wird erst in kommenden Jahrtausenden so weit sein wie jetzt die höchstentwickelten Menschen, dann erst wird sich der Einfluß jener transneptunischen Planeten allgemein fühlbar machen. Ich erwähne dies deshalb, damit man sieht, daß die Astrologie auch in dieser Hinsicht eine werdende, entwicklungsfähige Wissenschaft ist, die mit der Evolution der Menschheit Schritt hält.
Weil aber die Astrologie noch keine abgeschlossene Wissen-

schaft ist, weil sie überdies – was Zukunftsprognosen anbelangt – stets nur mit Möglichkeiten, oder besser gesagt mit der Möglichkeit oder Wahrscheinlichkeit des Eintreffens bestimmter Ereignisse zu bestimmten Zeiten rechnet, so sei der ärztliche Berater doppelt vorsichtig mit der Bekanntgabe astrologischer Prognosen gegenüber Kranken. Dies gilt vor allem für die Todesprognosen. Eine Todesprognose kann unter Umständen eine sehr verhängnisvolle suggestive Wirkung auf den Kranken ausüben.*

Man handelt also am behutsamsten und klügsten, die prognostischen Schlüsse – sofern sie nicht sehr hoffnungsvolle sind – für sich zu behalten. MAX HEINDEL, der eine große Praxis als Arzt unter astrologischem Aspekt besaß, gab seinen Schülern die wichtige Warnung:

> Sage niemals einem Kranken eine entmutigende Tatsache.
> Sage ihm niemals den Eintritt entscheidender Krisen voraus.
> Sage niemals Krankheiten für eine bestimmte Zeit voraus.
> Und verkünde niemals, niemals den Tod!

Es ist Weisheit in diesen einfachen Regeln, und die besten Astrologen stimmen darin überein, daß man wohl für jedes eintretende Ereignis nachher eine dieses Ereignis erklärende oder rechtfertigende Gestirnkonstellation aus dem Horoskop herausfinden kann, daß aber keineswegs jede Gestirnkonstellation etwa mit mathematischer Sicherheit das zu erwartende (dieser Konstellation entsprechende) Ereignis auslösen muß.

* Trotz dabei oft erzielter Treffsicherheit bleibt das Stellen der Todesprognosen eine unsichere, nicht ungefährliche Sache. Vielleicht läßt sich das Stellen von Todesprognosen dadurch sicherer gestalten, indem man die Astrologie kombiniert mit den Forschungen von Fließ und Swoboda und überdies das Todesjahr durch kabbalistische Additionen – ausgehend vom Geburtsjahr – zu bestimmen sucht. Wenn alle drei Methoden in ihren Resultaten übereinstimmen, ist der Grad der Wahrscheinlichkeit ein höherer. Auch müßte sich zum Beispiel der Tod des Gatten und Vaters im Horoskop der Frau und Kinder anzeigen und so weiter. Dies ist in der Tat oftmals der Fall. Der Tod des Gatten oder Vaters zeigt sich im Horoskop der Gattin oder der Kinder mitunter markanter als im eigenen Horoskop, denn der Tod des Vaters ist für die hinterbliebene Familie von einschneidenderer Bedeutung als für den Verstorbenen selbst. Dasselbe gilt auch für schwere Erkrankungen, Unglücksfälle usw.

Diese Feststellung sollte allen astrologischen Lehrbüchern vorangesetzt werden.
Das heißt also: Die Menschen reagieren auf gleiche Gestirneinflüsse keineswegs mit der Gleichförmigkeit und Sicherheit, wie irgendein physikalisches Phänomen oder eine chemische Reaktion. Ein und dieselbe Gestirnkonstellation kann auf drei Menschen grundverschieden einwirken, so zum Beispiel wenn der eine tödlich erkrankt, der andere nur von einem kleinen Unfall an diesem Tag betroffen wird, dem dritten aber überhaupt nichts Ungünstiges passiert.
Diese Ungleichheit der Gestirnseinwirkung auf verschiedene Menschen ist bereits dem Münchener Astrologen und Seher CARL VOGT (geboren zu Augsburg 1813) aufgefallen. Er hatte zwar ein von der heutigen Astrologie ziemlich abweichendes System, er verlegte das Schwergewicht der Gestirnseinwirkung auf die Fixsterne, was auch andere Astrologen vor ihm taten, zum Beispiel WELLING, der sagte, daß nur dann, wenn die Fixsterne dasselbe Schicksal verkünden wie die Planetenkonstellationen, man auf das Eintreffen der Prognose sicher rechnen könne. Jedenfalls aber hatte VOGT derartig gute Resultate mit seinem astrologischen System erzielt, daß er beachtet werden sollte. VOGT sagt: »Zwar bringen alle Glückssterne dem Geborenen Glück, aber man darf nicht denken, daß es bei allen gleich ist, und es kann auch ganz verschieden sein bei denen, die in derselben Minute geboren wurden. Dieses ist auch eines der unergründlichen Geheimnisse Gottes, wie man bei Jakob und Esau in der Bibel findet, ebenso ist es mit den Unglückssternen, die allen Unglück bringen, aber jedem Geborenen auf eine andere Art. Der Astrologe kann nicht ganz bestimmt die Art und Weise des Glückes oder Unglückes angeben, er kann es nur im allgemeinen andeuten. So bringt zum Beispiel Bellatrix (sechster Schulterstern zweiter Größe im Orion) jedem Unglück, aber bei dem einen so, bei dem anderen anders; und wenn Gott

einem Menschen erlaubt, noch so sehr in seine Geheimnisse einzudringen, so bleibt sein Wissen doch nur Stückwerk, und alles kann er nicht erforschen.«

Die verschiedenen Reaktionen auf gleiche Gestirnseinflüsse sind wohl dadurch erklärbar, daß die innere Konstitution dieser Menschen eine sehr verschiedene ist.* Wenn der eine tödlich erkrankte, hatte er eben eine derartig empfängliche oder schwache Natur, daß er den krankmachenden Einflüssen erlag, während die beiden anderen unempfindlich dafür waren oder den schlimmen Gestirnseinflüssen widerstehen konnten. Wissenschaftlich gesprochen: es gibt eine Immunität gegen Gestirneinflüsse.

Woher rührt aber diese offenbar größere innere Widerstandskraft? Von der ethischen und spirituellen Entwicklung der Menschheit, sagten die Weisen seit Jahrtausenden. Auch neuere Astrologen bestätigen diese Tatsache durch die Beobachtung, daß sowie ein Mensch den Pfad der ethischen und moralischen Entwicklung betritt, er den schlimmen Gestirnseinflüssen nicht mehr so unterworfen ist wie vorher. Das Horoskop beginnt dann nach der Erfahrung der Astrologen zu versagen.

Bedingt und begrenzt ist also auch der Gestirneinfluß, bedingt und begrenzt durch unsere ethische und spirituelle Entwicklung. Unser Freiwerden von bösen, zerstörenden Gestirnseinflüssen aber hängt von dem Grad unserer inneren Entwicklung ab. Dies sagt auch Dr. FRANZ HARTMANN in seiner »Medizin des Paracelsus« deutlich:

»Kein Gestirneinfluß kann eine Wirkung auf einen Körper ausüben, wenn nicht eine Empfänglichkeit dafür vorhanden ist,

* Wenn also verschiedene Menschen verschieden auf dieselben Gestirnseinflüsse reagieren, so müßte der gewissenhafte Astrologe, ehe er jemanden Zukunftsprognosen erteilt, zuerst einmal nachsehen, welche Wirkungen bestimmte Transite und Direktionen auf die betreffende Person in der Vergangenheit hatten. Kurz, er müßte sich mit der astralen Konstitution seines Klienten so vertraut machen, wie ein Leibarzt mit der physischen Konstitution. Daher konnten die Hofastrologen im Mittelalter oft so treffsichere Prognosen stellen.

das heißt wenn nicht der Keim oder das Prinzip der betreffenden ausstrahlenden Kraft in dem Wesen, welches den Einfluß desselben erhält, in dem Körper enthalten ist. Wo kein empfänglicher Boden zu einer Ansteckung vorhanden ist, da findet auch keine Ansteckung statt.«

»Durch seine höhere Natur ist der Mensch befähigt, den astralischen Einflüssen Widerstand zu leisten, und je mehr sich seine höhere Natur entwickelt, umso mehr wächst die Kraft der Selbstbeherrschung. Die Einflüsse von Sonne, Mond und Planeten tragen allerdings dazu bei, den menschlichen Körper aufzubauen, aber der Mensch ist nicht dazu bestimmt, den Gestirnen unterworfen zu sein, sondern über dieselben zu herrschen. Durch die ihm innewohnende Gottesnatur ist er über seine irdische Natur erhaben.«

Dem seien aus einem modernen Werk über Astrosophie die grundsätzlichen Gedanken angefügt: »Der Mensch überragt mit seinem innersten Wesen den gesamten Kosmos, reicht durch alle kosmischen Sphären bis in den ›Ungrund Gottes‹ hinein. ›C'est l'homme, qui se passe infiniment‹, sagt der große französische Mathematiker BLAISE PASCAL. Gott und das ›Reich der Himmel‹, von dem das christliche Evangelium kündet, ist gegenüber dem irdischen und auch gegenüber dem kosmischen Lebensraum transzendent. Über die Mittlerschaft der Sterne und des Kosmos regiert zuletzt Gott das Schicksal des Einzelmenschen wie der Menschheit. Da aber Gott dem Menschen als göttliches Pneuma einwohnt und das überkosmische Himmelreich, wie Christus sagt, ›inwendig in uns‹ ist, ist der Mensch seinem innersten göttlichen Wesenskern nach dem gesamten Kosmos überlegen und kann seine Sterne beherrschen und wandeln. ›Die Sterne machen geneigt, aber sie zwingen nicht.‹ ›Der Weise beherrscht seine Sterne‹ – ›Sapiens dominat astra‹, sagte der mittelalterliche Astrologe. Er beherrscht sie durch den Gottesfunken, den jeder Mensch, wenn auch oft tief verschüttet, als innersten Wesenskern in sich trägt, durch sein ewiges göttliches Über-Ich. Der Mensch bleibt nur wahrhaft Mensch, wenn er sich dieser seiner überragenden Wesenheit bewußt ist.« (ARTHUR SCHULT in »Astrosophie«, Turm Verlag, 7120 Bietigheim). D. Verl.

Um demnach absolut sichere Prognosen mit Hilfe der Astrologie erstellen zu können, müßte man zuerst den Grad der inneren, spirituellen Entwicklungsstufe eines Horoskopeigners feststellen können. Denn von dessen ethisch-moralisch-spirituellen Entwicklung hängt das Maß seiner Willensfreiheit und seines Widerstandes gegen schlimme Gestirnseinflüsse ab.

Sicherlich hat jeder Mensch ein gewisses Maß von Wahl oder Willensfreiheit, aber dieses Maß, dieser Willens-Koeffizient, mag von 1–99 Prozent bei verschiedenen Menschen schwanken. Je kleiner dieser Willenskoeffizient ist, desto triebgebundener ist der Mensch. So kommt es, daß ein Mensch mit nur einem Prozent Wahl- oder Willensfreiheit nahezu ein Sklave seiner Leidenschaften, des Schicksals und aller äußeren Einflüsse ist, wogegen ein Mensch, dessen Willenskoeffizient 99 Prozent beträgt, nahezu frei von aller Fatalität ist. Dazwischen liegen eine Menge von Stufen, für die es alle erdenklichen Grade und Kombinationen von Freiheit und Notwendigkeit, Selbstbestimmung oder Zwang des Schicksals gibt.

Es ließe sich nun fragen, wie es kommt, daß ein Mensch mit nur einem Prozent, ein anderer dagegen mit 99 Prozent Wahl- oder Willensfreiheit zur Welt kommt. Will man von der furchtbaren und hoffnungslosen Lehre der Prädestination (Vorherbestimmung) absehen, wonach Gott von Anbeginn das Schicksal einer jeden Seele absolut festgelegt oder vorherbestimmt hat – was schwer mit dem Begriff der Gerechtigkeit und Güte Gottes in Einklang zu bringen ist –, so gibt es dafür wohl nur eine, Kopf und Herz befriedigende, Lösung: Alle Seelen gingen ursprünglich mit gleichen Entwicklungsmöglichkeiten (die Bibel nennt es Pfunde) aus Gott hervor. Er gab auch ursprünglich einer jeden Seele genau das gleiche Maß von Wahl- oder Willensfreiheit. Je nach dem klugen oder törichten Gebrauch, den eine Seele davon macht, je nachdem gestaltet sich ihr Schicksal (Karma) in den folgenden Erdenleben. Und so entstand aus der ursprünglichen Freiheit Gebundenheit, Zwang, Notwendigkeit, kurz Fatalität.

In seinem Buch »Schicksal und Willensfreiheit« hat es Hans Künkel unternommen, dieses Problem in Verbindung mit der Astrologie philosophisch zu klären, und er kommt zu dem Erkenntnisgrundsatz: »Wer das Schicksal kennt, macht das Schicksal. Wer das Schicksal macht, ist das Schicksal.« Er stimmt darin mit Leo Tolstoi überein, der sagte: »Wir haben keine Zukunft, sondern wir schaffen uns diese selbst.« Und das bedeutet: Haben wir uns durch törichtes Handeln Fesseln geschmiedet, die uns jetzt als schweres Schicksal belasten, so können wir durch dasselbe Gesetz des Karma auch an unserer Befreiung arbeiten, wenn wir lernen, weise zu handeln.

Um also aus einem Horoskop verläßliche Schlüsse auf die Zukunft ziehen zu können, müßte man außer dem Willenskoeffizienten, außer dem Grad der spirituellen Entwicklung, noch das Karma der betreffenden Person kennen. Dann erst ließe sich eine treffsichere Prognose stellen. Wer aber kann solche Dinge wie das Karma eines Menschen, den Grad seiner spirituellen Entwicklung usw. erkennen? Nur ein Hellseher höheren Grades, im Grunde nur ein Erleuchteter.

Noch verwickelter und schwieriger wird aber das Problem der Prognosen, wenn man außer den angeführten schicksalsbestimmenden Faktoren noch das Eingreifen der Vorsehung als dritte Schicksalskomponente annimmt. Dann muß man wohl erkennen, daß all unser Wissen »Stückwerk« ist. Die Mystiker versichern, daß außer dem Gesetz der ausgleichenden göttlichen Gerechtigkeit oder dem automatischen Wirken des Karma vor allem die göttliche Gnade waltet, die dem Menschen, der sich ganz dem göttlichen Willen ergibt, vieles nachlassen und vergeben wird. So paradox es klingen mag, eines schließt das andere nicht aus. Vergleichsweise verhält sich die Sache etwa so: In jedem Rechtsstaat steht dem Staatsoberhaupt das Recht der Gnade und Begnadigung zu, deshalb hört aber ein Staat nicht auf, ein Rechtsstaat zu sein.

Wie jeder ehrliche astrologische Forscher kommt auch E. v. Czernin-Dirkenau sinngemäß zu der Feststellung, »daß das astrologische Wissensgebiet dringend einer ebenso ernsten wie gründlichen Untersuchung und Überprüfung bedarf. Heute gibt es im großen ganzen nur zwei Kategorien von Menschen, welche sich mit der Astrologie beschäftigen: nämlich die Amateure und die berufsmäßigen Horoskopsteller. Erstere betreiben die Astrologie meist nur zur eigenen Information, vielfach ohne genügende Vorkenntnisse und ohne den nötigen Ernst (ja, in manchen Kreisen sinkt die Astrologie sogar zum Unterhaltungsthema herab), die zweite Kategorie, die berufsmäßigen Horoskopsteller, müssen in erster Linie an das ›Geldverdienen‹ denken, also sich auf eine handwerksmäßige, ungenaue Massenarbeit einstellen. Um aber wirklich verläßliche Fundamente und Divinationsregeln für die Astrologie zu schaffen, ist eine umfangreiche und methodische Forschertätigkeit unerläßlich. Diese förmliche ›wissenschaftliche‹ Bearbeitung des ganzen astrologischen Gebietes können aber nur besonders befähigte und selbstlose Forscher leisten; und zwar handelt es sich dabei nicht nur um sorgfältige Überprüfung und gewissenhafte Siebung des Wustes an uralten Divinationsüberlieferungen, sondern es müssen auch erst die entsprechenden Regeln für die Divination der Uranus- und Neptunwirkungen aufgefunden werden. Welch umfangreiche Arbeit dies erfordert, geht schon daraus hervor, daß zum Beispiel der Uranus 84 und der Neptun gar 164 Jahre zu ihrem vollständigen Umlauf benötigen. Der Neptun, welcher erst 1846 von den Astronomen zum ersten Male gesichtet wurde, wird also nicht früher als im Jahre 2010 sämtliche möglichen Stellen innerhalb der Tierkreiszeichen durchwandert haben; also erst in etwa 60 Jahren (geschrieben 1932) könnte die volle Gewißheit über die verschiedenen Uranus- und Neptunwirkungen durch die ›Empirie‹ (durch entsprechend zahlreiche und systematische Beobachtungen aus dem Leben) geschaffen werden. – Da jedoch vorderhand für viele Uranus- und Neptunstellungen noch nicht genügend einwandfreie astrologische Wirkungsbeobachtungen vorliegen, müssen sich unsere heutigen Astrologen mit immerhin unsicheren Analogieschlüssen oder Mutmaßungen behelfen, ein Vorgehen, bei welchem man die Gefahr in Kauf nehmen muß, daß jeder Mißgriff, der sich aus der Fehlerquelle der ungenügenden Uranus- und Neptunerforschung ergibt, von Unwissenden als neuerliches Argument gegen die prinzipielle Wahrheit der Astrologie ausgenützt wird«.

Wir haben damit offen die Fehlerquellen und Schwächen der modernen Astrologie kenntlich gemacht, wir haben betont, daß selbst das bestausgearbeitete Horoskop wegen der unberechenbaren Größe des »Willens-Koeffizienten« bei jedem einzelnen Menschen nur Wahrscheinlichkeiten oder Möglichkeiten in Bezug auf das Eintreffen künftiger Ereignisse, nie aber mathematische Sicherheiten angeben kann. Trotzdem kann ein guter moderner Astrologe es bis auf achtzig und mehr Prozent Treffsicherheit bringen, allerdings nicht bei allen Personen. Es gibt (vielleicht sind es zwei bis drei Prozent) Menschen, bei welchen die Astrologie aus noch nicht völlig durchschaubaren Gründen zu versagen scheint. Auch dies muß zugegeben werden. Dennoch ist für den Durchschnittsmenschen ein so großer Teil seines Lebens karmisch festgelegt, daß er mit Nutzen ein gut ausgearbeitetes Horoskop zu Rate ziehen kann. Man kann zwar auch dann nicht alles Ungute, was einem droht, vermeiden, aber man ist doch gewarnt und daher vorbereitet. Für ängstliche Naturen ist es aber ratsamer, daß sie sich kein Horoskop stellen lassen, da die Wahrheit oft bitter oder schwer zu ertragen ist. Der bekannte englische Astrologe SEPHARIEL hält es sogar für gut, daß wir noch keine vollkommene Astrologie besitzen, weil sich eventuell sonst die Zahl der Selbstmorde zu einer Weltkatastrophe ausweiten könnte.*

Andererseits aber können gerade vom ärztlichen Standpunkt aus aufgrund eines gut ausgearbeiteten Horoskops gute und nützliche Ratschläge erteilt werden. Dazu drei Beispiele: 1. Die Berufswahl eines Kindes mit Rücksicht auf dessen körperliche, seelische und geistige Veranlagung. Konstitution der Physis und Psyche, sowie intellektuelle Fähigkeiten oder künstlerische Begabung treten bereits im Radixhoroskop so deutlich zutage, daß man in Zukunft vermeiden kann, »viereckige Knaben in runde Löcher zu pressen«. Eine Menge Krankheiten entstehen dadurch, daß man schon junge Menschen in für sie ungeeignete Berufe preßt.

2. Falls sich jemand dazu entschließt, eine Kur zu beginnen oder sich einer Operation zu unterziehen, so kann er mit Hilfe der Astrologie (und diese heute in Verbindung mit der Bio-Rhythmik*, d. Verl.) die dazu günstigsten Zeiten ermitteln.

* Es bedarf hier erst eines tieferen Selbst- und Schicksalsverständnisses, wie es in dem Werk von Arthur Schult: »Astrosophie«, Seite 40/42, zum Ausdruck kommt: »Die Zusammenschau von innerer Veranlagung und scheinbar von außen kommendem Schicksal vermittelt uns einen Tiefenblick, wie ihn keine menschliche Psychologie zu geben vermag. Wir überschauen unser Leben von einer höheren Warte und erkennen den inneren Zusammenhang unseres Wesens und Schicksals. Dadurch gewinnen wir Abstand von uns selbst. Solche Selbst- und Schicksalserkenntnis erhebt uns über unser niederes Ich und gibt uns die Möglichkeit, unser Leben im Sinne unseres höheren Selbstes zu gestalten. ... Mögen die Schicksalsprüfungen noch so hart sein, der Schauende erkennt hinter allen diesen Prüfungen ein so unfaßbar ungeheures Maß göttlicher Barmherzigkeit und Liebe, daß er zutiefst erschüttert ist. Wenn wir so weise und gütig gegen uns selber wären, wie Gott gegen uns, so würden wir aus eigener Erkenntnis und freiem Entschluß alles das wollen, was uns das Schicksal bringt.« D. Verl.

* Siehe das 3bändige Tabellenwerk »Bio-Kurven« und den Beispielband »Bio-Rhythmik« von Hans Genuit. Turm-Verlag, 7120 Bietigheim.

(Interessant wäre eine Statistik von Operationen mit tödlichem Ausgang vom Standpunkt der Astrologie [und der Bio-Rhythmik, d. Verl.] gesehen.)

3. Es ist aber bestimmt von Vorteil zu wissen: es droht dir in dieser oder jener Zeit eine ernste Erkrankung. Kann ich diese schon nicht vermeiden, so kann ich unter Umständen vermeiden, mich zur kritischen Zeit auf eine Reise zu begeben.

Durch ein gutes Horoskop lernt man auch die Krankheiten kennen, zu denen man besonders neigt. Man lernt die »Dispositionen« seines Organismus kennen. Durch eine zweckentsprechende Lebensweise kann sicher viel Krankheit, Enttäuschung und Leid vermieden werden.

Das beste Mittel, der Astrologie zum Durchbruch zu verhelfen, sind und bleiben überzeugende Beweise ihrer Leistungen.

Wer ist aber durch seine berufliche Bildung und sein Fachwissen berufener als ein Arzt? Sollte nicht gerade er sich darum bemühen, alle Faktoren kennenzulernen, die auf unser körperliches, seelisches und geistiges Wohl und Wehe einen entscheidenden Einfluß ausüben? Bereits in diesem Band sind genügend Hinweise enthalten, welche Dienste die Astrologie dem Arzt leisten kann. Benützt er diese Winke und betreibt durch Jahre in berufsfreien Stunden das Studium der Astrologie – nicht nur theoretisch, sondern auch praktisch, das heißt, im Anschluß an Leben und Praxis –, dann erst hat er das Recht, über die Astrologie zu urteilen. Und dann, dessen sind wir sicher, wird er die Astrologie nicht mehr verurteilen; denn der gründliche Astrologe wird neben unvermeidlichen Fehlprognosen so viele und erstaunlich sichere Aussagen zu verzeichnen haben, daß von einem »Zufall« nicht mehr die Rede sein kann. Wo aber der Zufall aufhört, dort beginnt das Gesetz. Wohlverstandene Astrologie kann uns helfen, die Forderung des Altertums zu verwirklichen:

»Werde der, der du bist!«